ウァルデマール・キッペス　著

本当の自分を
大切に生きるために
―――スピリチュアル・ライフ―――

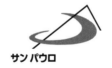
サンパウロ

プロローグ

自他の内面性の育成

人生は only once!　何でもできると思っていてもこの事実は変えられません。そして、祖先をはじめとして、自分そのもの、親兄弟、親戚、自分の周囲（国民）も選べないし、無条件のまま受け入れなければなりません。それでも自分は完全に無防備なのではありません。生まれつき頂いている能力を育成するのは、ある程度、自分自身の決断や努力によります。ハンディキャップを持っている人でもそのハンディキャップの程度によって自分のできることに励むことが可能であると、私は期待しています。

現代社会は多くの情報が氾濫しています。それらの情報の中から自分に必要とする事柄とそうでないものを区別するのはきわめて厳しくなっています。個人的に判断ができても、それらに生き方を合わせるのはさらに厳しいハードルになります。健全でないことと分かっていながら、そのライフスタイルを変えられる人間は多くはありません。

私たち人間には内面的なさまざまな声が聞こえてきます。これをわきまえ、責任をもって選択した物事に従って生活を送ろうとさせる声のもとは**心**です。自己への**心**のケアもスピリチュアルケアと言います。自己を援助する**心**の声もあれば、自己を壊そうとする**心**の動きもあります。それらの声をわきまえるのはスピリチュアルライフの中心課題です。

日々の闘いから得られる**心**の自己体験は他者への**心**のケア、言わば「スピリチュアルケア」のベースになります。

　スピリチュアルケアと医療、医学との相違の一つは相手と同様な体験者であることです。例えば、がんの専門医はがんを体験する必要はありませんが、スピリチュアルケアにおいては相手と似ている内面的な体験者であることが条件として求められるのです。例：許すこと。その時に応じて許してあげるのは内面的な闘いの基になることです。その解決のための薬物は必要ありません。**心**、霊的な事柄であるからです。

　スピリチュアルケアとは他者が必要とする内面的な援助の前に、日々最小限でも自己の内面的な闘いを要求する行為です。本書によってより人間にふさわしい社会へと前進していけるように希望しつつ。

目　　次

プロローグ
　自他の内面性の育成 ……………………………………… 3

1　現実を生きること
　　──「現実について考えること」と
　　　　「現実を生きること」の違い── ……………… 13

現実を生きるための内面的要素 ………………………… 16
　感謝する生活 …………………………………………… 16
　不思議がる心 …………………………………………… 17
　信頼 ……………………………………………………… 18
　Do it yourself ………………………………………… 18
　静けさ …………………………………………………… 19
　おわりに ………………………………………………… 20

2　ゴールに向かってスタート　──信念を生きること── …… 21
新しい年を迎えて ──新たなチャンスに生きる── ………… 22
「午の年」 ………………………………………………… 22
理念と信念 ……………………………………………… 23
NPO法人臨床パストラル
　教育研究センターの理念と信念 …………………… 23
理念を実現するための信念 …………………………… 24
著者の理念と信念 ……………………………………… 25
スピリチュアルケアの出番 …………………………… 26
信念には実がある ……………………………………… 27

3　現代を生きる上での心の課題と闘い ……………… 29

世界・社会への信頼 ……………… 30

真実・信頼の度合い ……………… 31

スピリチュアルケア ——私たちの出番—— ……………… 31

人間のドラマとスピリチュアルなパワー ……………… 32

スピリチュアルケアへの招き ——ある体験—— ……………… 33

スピリチュアルケアの実践 ——目標を持ち続ける—— ……… 34

4　青写真のない人生 ——成長へのチャレンジ—— ……………… 37

いつもどおりではない生活をする人々 ……………… 38

当たり前ではない日常：

「行ってきます」「行ってらっしゃい」 ……………… 38

出来事や情報に対する自分の反応 ……………… 39

自身の生き方・考え方への影響 ……………… 41

自分の考え、知識やイメージを現実の中で再確認する …… 41

絶えず学び続ける ……………… 42

今、私にできること ……………… 43

想像と現実 ……………… 44

自他の人生を深める関係 ……………… 44

困難から学ぶ ——ある母親の生きるコツ—— ……………… 45

私として命を生き切る ——最後まで私は私！—— ………… 46

人生の主人公は〈私〉 ……………… 47

5　何となくではなく、意識的に生きる ……………… 49

「悪」 ……………… 51

「お盆」 ……………… 53

意識的に生きる ……………… 55

目　次

6　叫びに気づく ——私たちのチャレンジ・出番—— ……… 57
はじめに　……………………………………………………… 58
叫びを聴き、それに応えること　…………………………… 59
　　一人の患者の訴え　……………………………………… 59
　　医師の叫び　……………………………………………… 59
　　生きる力への叫び　……………………………………… 61
叫びに対する応答　…………………………………………… 62
　　社会全体としての課題　………………………………… 62
　　スピリチュアル・ケアワーカーの課題　……………… 63

7　NPO法人臨床パストラル教育研究センターのビジョン …… 65
臨床パストラル教育研究センターのビジョン　…………… 66
　　相互に尊敬し合い、心身ともに成長すること　……… 66
　　癒やし主・イエス　……………………………………… 66
このビジョンを踏まえてセンターの今後の活動　………… 67
　　認定者の活動と生活の保証　…………………………… 67
　　研修病院の増設　………………………………………… 67
　　医師のネットワーク　…………………………………… 68
　　ホームページのリニューアル　………………………… 68

8　命：自分の存在の基礎 ——その再認識—— ……………… 69
はじめに　……………………………………………………… 70
命　……………………………………………………………… 70
　　命の源………………………………………………………… 70
　　「命」とは　………………………………………………… 71
自分の命の特質　……………………………………………… 72
　　Only Once　……………………………………………… 72
　　Only One　………………………………………………… 72
寄り添うこと　………………………………………………… 74

7

不思議さを思うこと ‥‥‥‥‥‥‥‥‥‥‥‥‥ 75

命と現代社会 ‥‥‥‥‥‥‥‥‥‥‥‥‥‥‥ 76

9 希望をもたらす力 ── それでも人生にイエスと言う ── ‥ 79

スピリチュアルケア ── 信念 対 単純な運動 ── ‥‥‥‥‥ 80

心・霊・魂の育成 ‥‥‥‥‥‥‥‥‥‥‥‥‥ 81

日常での心・霊・魂の現れ ‥‥‥‥‥‥‥‥‥ 82

計画的でない現実 ‥‥‥‥‥‥‥‥‥‥‥‥‥ 83

現実の改善に先立つ思考の改善 ‥‥‥‥‥‥‥ 84

スピリチュアルケアへの各人の信念 ‥‥‥‥‥ 86

10 内面的な力 ── 制限はあるが、無力ではない ── ‥‥‥‥ 87

現代社会の懸念 ‥‥‥‥‥‥‥‥‥‥‥‥‥‥ 88

「ケア」とは「共に生きる」こと ‥‥‥‥‥‥ 88

人間は変わることができる ‥‥‥‥‥‥‥‥‥ 89

「信仰なしには生きられません」 ‥‥‥‥‥‥ 90

意志の力 ‥‥‥‥‥‥‥‥‥‥‥‥‥‥‥‥‥ 91

互いに励まし合うこと

── 反応によって生きられる／生かせる ── ‥‥‥‥‥ 92

イニシアティブ ‥‥‥‥‥‥‥‥‥‥‥‥‥‥ 92

11 社会のニーズ ── 心ある人が求められている ── ‥‥‥‥ 95

ある出来事で感じた心の癒やし ‥‥‥‥‥‥‥ 96

心の要求 ── クリスマスと初詣 ── ‥‥‥‥‥ 97

自分にとって臨床パストラルケアとは ‥‥‥‥ 98

日々、心のケアを必要としている人がいる ‥‥‥‥ 99

センター会員と心のケアを目指している皆さまに ‥‥‥ 100

活動中プラス思考を保つこと ‥‥‥‥‥‥‥‥ 101

チャンスとチャレンジに生きよう ‥‥‥‥‥‥ 102

目　次

12　ヒトの尊さの再発見　──自己のスピリチュアルケア──　… 103
　現代の社会　…………………………………………………… 104
　意識的に生きる　……………………………………………… 105
　医療におけるスピリチュアリティの重要性　……………… 106
　自己のスピリチュアリティの理解　………………………… 106
　スピリチュアルな痛み　……………………………………… 107
　人間関係は熟練ではなく、神秘である　…………………… 108
　スピリチュアリティ、および信仰（宗教）　……………… 108
　　日本の状況　………………………………………………… 108
　信条や信仰がもつ癒やしの力　……………………………… 110
　自分はかけがえのない存在　………………………………… 111
　LMU 病院における臨床パストラルケア　………………… 111
　緩和ケア科におけるスピリチュアルケア講座の存在理由 … 111
　「パストラルケア」「臨床パストラルケア」
　　「スピリチュアルケア」とは　…………………………… 112
　医師・医療従事者に対する
　　スピリチュアルケアへの呼びかけ　……………………… 113
　スピリチュアルアセスメントを実施するパーソナリティ … 114

13　QOL（Quality of Life）──生命の質──　………… 115
　はじめに　……………………………………………………… 116
　QOL の定義　………………………………………………… 116
　自己の QOL　──実践──　………………………………… 117
　　待つ時間　1　……………………………………………… 117
　　待つ時間　2　……………………………………………… 119
　　待つ時間　3　……………………………………………… 119
　医学・医療における QOL　………………………………… 120
　出生前診断について　………………………………………… 121
　命にかかわる病気における QOL　………………………… 123

9

〈自己の QOL〉と〈他者との共存〉 …………………… 123

14 信 念──多様性の中で自己を生きる基礎── ………… 125
　（全国大会の反省） ……………………………………… 126
　全国大会＝スピリチュアルケア　in action ………… 126
　内面的な生き方 ………………………………………… 126
　人の考え方・生き方にオープンでありたい ………… 127
　考え方の多様性 ………………………………………… 127
　討論できる関係？　うわべだけの和？ ……………… 130
　全国大会はスピリチュアルケアの実践の場 ………… 130

15 寄り添うことを目指して（1）
　──自己アイデンティティー── ……………………… 133
　はじめに ………………………………………………… 134
　ライフ・レビューと回想、追憶セラピー …………… 134
　アイデンティティー ──自分自身であること── … 135
　　習慣や伝統によるアイデンティティー …………… 136
　　市民としてのアイデンティティー ………………… 136
　　名刺やバッジ、制服によるアイデンティティー … 137
　　IT によるアイデンティティー ……………………… 137
　　壁によって形成するアイデンティティー ………… 137
　生きる意味　自己存在／人生の意味 ………………… 138
　生かす人間関係 ………………………………………… 139

16 寄り添うことを目指して（2） ……………………… 141
　信頼すること、信頼されること ……………………… 142
　自分を知る ……………………………………………… 142
　自己を受け入れること ………………………………… 143
　自分は何者なのだろう──自己のアイデンティティー── … 143

目　　次

Critical　批判的な信仰　……………………………… 144

生かす言葉・援助　………………………………………… 146

おわりに　…………………………………………………… 147

17　スピリチュアリティ――生きる羅針盤――　……………… 149

スピリチュアリティ　……………………………………… 150

スピリチュアリティの解釈　……………………………… 150

イデオロギーと信仰（宗教）　…………………………… 151

スピリチュアリティを意識的に生かすこと　……………… 152

スピリチュアリティの形成過程　………………………… 152

スピリチュアリティ＝生きることの土台　……………… 153

発見・発明とプレゼントである信仰　…………………… 155

Only one と Only once　………………………………… 156

18　スピリチュアリティとスピリチュアルケア　……………… 159

はじめに　…………………………………………………… 160

スピリチュアルケアの基礎　……………………………… 160

スピリチュアルな体験、神秘　…………………………… 161

スピリチュアルライフ、スピリチュアルな生き方　……… 162

スピリチュアリティ、体験／経験　……………………… 163

スピリチュアルケア、実存的な体験／経験と、

勉強／研究／講義で身に付けた生き方の比較　………… 163

自然科学と精神科学　…………………………………… 163

人との出会いとみるか、単なる患者訪問とみるか　…… 165

使命感　……………………………………………………… 166

おわりに　…………………………………………………… 166

19　人生のハードルを生きる力 ――スピリチュアリティ―― … 167

ホスピスとスピリチュアルケアのパイオニア　…………… 169

ボランティア　………………………………………… 171

ホスピスのインパクト　　………………………………… 172

私の体験　………………………………………………… 173

エピローグ　……………………………………………… 175

※　本文における聖書の引用は、『聖書　新共同訳』（日本聖書協会発行）
によっています。

1 現実を生きること

―― 「現実について考えること」と
　　「現実を生きること」の違い――

2012年6月に開催された当センターの「第15回　全国大会　IN鹿児島」は、有意義かつ円滑に行われました。大会は計画どおりにいきましたが、そこでの講演内容は「自分が望んだとおりにはいかない現実」をテーマに取り扱い、「好まざる人生を生きるためにはどうあるべきか」について論じ合いました。「(2011年、東日本)大震災に直面した(福島県立医科大学)医師の叫び——医療の限界——」「心を支えるターミナルケア」「臨床のアート〜最期まで人間らしく〜」の各講演は、天災や人災、必ず訪れる人生の最期(ホスピス)、アフリカのエイズや貧困、経済の課題をも抱えた人生の最期のステージである「死」など、好ましくない状況を生きるドラマに焦点が当てられました。

　現実の人生は大会のようにプログラムどおりにはいきません。例えば、私がこの原稿を書こうとした時、コンピューターがうまく作動しませんでした。私には「どうしよう」「困った」「イライラする」という感情が生まれ、望まない状況をすんなり受容できない、という事実を実際に体験させられました。

　今回の講演のためにドイツから来日したライメル・グロネマイアー(Reimer Gronemeyer)氏(ギーセン・ユストゥス・リービッヒ大学社会学部教授　Justus-Liebig-Universität in Gießen,Germany)は、講演の中でさまざまな人間ドラマについて取り上げました。大会3日後、同氏は帰国するために取得していたチケットが予定の日付ではないことに気づき、大変困って慌てました。そのことによって8日間というわずかな滞在期間のうちの大切な1日が、チケット確認のために費やされてしまいました。さらに2日間の東京滞在中、人身事故によるダイヤの乱れによって電車が遅れるなど、厳しい現実を体験させられたのです。

　ちなみに、グロネマイアー氏自身が、何の問題もない人生を送っているわけではなく、思いどおりにならない現実を生きています。現在では30歳になる一人息子が生まれた時、「この子は話すことも

1　現実を生きること

歩くこともできない」という診断を受けました。幸いに歩くことも
話すこともできるようになり、現在、ある資格を取る最終段階に
入っています。息子さんの行動は非常に遅いのですが、笑うこと、
笑わせることは得意であり、グロネマイアー氏は、「私は息子から
ゆっくり行動することを学んだ」と言います。

　人生が思いどおりにならないのは例外的なことではありません。
ある母親には、授かった子どもが重いハンディキャップを持って生
まれてきました。時間がたてば元気になると期待しましたが、5年
たっても10年たっても、もうすでに30年以上たちましたが、子ど
もの状況は変わらず、母親やヘルパーなしでは生きていられませ
ん。母親にとっては闘いの日々です。この30数年間、子どものた
めに尽くしてきた、この母親に対するケアはどうすればよいので
しょうか。それには、母親の努力を具体的に評価すること（例：子
どもにすてきな服を着せることなど）と、母親の気持ちに「分かり
ます」とは簡単に言わないことでしょう。

　もう一人の母親は、18年前に発病した娘さんが、初めて自発的
に就職活動を始めました。この娘さんは学校を卒業後、自転車に乗
ることに挑戦したり、面接を受けたりしましたが、うまくいかなかっ
たのでした。しかし、この娘さんの行動によって、母親は大きな喜
びと力を得ました。この母親の話し方は明るく、長年苦労してきた
ことを聞いている人々は誰も、想像することができないでしょう。
母親の希望と力になったのは聖書の一節でした。「人が土に種を蒔
いて、夜昼、寝起きしているうちに、種は芽を出して成長するが、
どうしてそうなるのか、その人は知らない。土はひとりでに実を結
ばせるのであり、まず茎、次に穂、そしてその穂には豊かな実がで
きる」（マルコ4・26－28）。

　娘さんが就職活動を始めたことは「人が土に種を蒔いて……まず
茎、次に穂」が育まれるという聖書のメッセージを現すものとなっ
たのです。

15

現実を生きるための内面的要素

　思いどおりにならない人生を生きるためには「心・霊・魂」の機能や力を意識し、それを育成、結集する必要があります。例えば、以下の要素がとても大切だと思います。

感謝する生活

　感謝とは、〈自分の命、人生、能力、自然などは自分の所有物ではなく、与えられているもの〉という考え方が基礎となって生まれます。感謝をもって生きるとは、自分の存在や、存在そのものは他力から頂いたものだと認め、その信条を生きることです。人は五体満足であったり、生活できる条件がそろっていたりすると、自然を含むすべてのことは自分の支配下にある、と考えがちです。ところが、病気や生活基盤など、今まで安心を与えてくれていた人生の基盤が急に揺れ始めると、自分のものとして捉えていた現実は、実はそうではないのだと、目覚めるのです。

　呼吸できること、食べられること、寝られること、家族や家庭があること、戸籍があり、平和であることなどは当たり前のことではなく、自分に与えられているものであり、それらをプレゼントだと捉えることは、感謝の基礎をつくります。逆に、何もかも自分の所有物だと考えることは、感謝する心を育む機会を自らなくすことになります。

　空の手の平を差し出して「いただきます」という動作をしたり、合掌やお辞儀をしてみてください。人間が絶えずあらゆるものを頂いている存在であることを、私たちに気づかせてくれます。日々の命をはじめ、置かれた状況や健康などは、基本的に〈与えられている要素〉であり、存在そのものが与えられているものなのです。

　日常生活の中で固定され、安定していると思いがちなもの（例：

建物、健康など）が、実際は自分の一方的な思い込みであることを意識する必要があります。「すべての出来事には何らかの意味がある」と信じることは、感謝する生活を送るための手助けになります。さらには、この信念自体も与えられている要素そのものなのです。〈当たり前は当たり前ではない〉という心構えは、「感謝」を生きるためのベースになります。

不思議がる心

　長年日本に居住している私にとって、誰かが文字を書いている姿を観察するたびに驚かされます。私から見て「ゴチャゴチャに見える文字」の中には意味があり、これを通して意志の伝達がなされます。このことを私はいつも不思議に感じています。ちなみにアルファベット（ABC）には、漢字のように意味や概念が含まれていないので、漢字と比べれば寂しい印象を与えます。

　原始的な生活を送っているある民族のことを思い出します。一人の宣教師がその民族と共に暮らすようになり、彼らの言葉を自分に分かるよう書き留めました。そこに新たにもう一人の宣教師が訪れ、仲間が書き留めた紙を見ることで、この宣教師も彼らの言葉を使うことができました。文字を持たない彼らにとって文字による伝達は不思議であったことでしょう。

　ちなみに音符も、音楽が得意ではない者にとってはただの記号ですが、音楽家にとっては意味のある生き生きとしたものでしょう。初めてコンピューターで印刷をした時も手元で打ち込んだ文字が離れた場所にあるプリンターから出てきたことに非常に驚き、感動しました。

　日常の生活の中には多くの不思議が潜んでおり、それを発見し味わうことは内面性を育むきっかけとなります。

信　頼

　天災、人災に限らず、人生において絶対的な安全や安定がないことは、周知のとおりです。健康状態の移り変わり、良いとされる健康法、薬物療法も、時によって変化し、確実なものはありません。それにもかかわらず、その状況を生きるための知性と理性をもち、積極的に生きる心の力を持つことは、〈生きる意味を信頼すること〉につながります。信頼そのものはでき上がったものではなく、日々の生活の中で築き、強めていくものです。人生を保障するもの（支え）は自分自身、思想家（孔子、マルクスなど）、運、超自然者（神）……など、人それぞれですが、それら自分が信じているものが実際の生活の移り変わりの中で、いざという時に自分の真の支えになるか／なったかどうかを明確にするとよいでしょう。（例：震災直後は隣近所との支え合いが力になったが、時間とともに薄れていき、金銭的、物質的な要素を重視するようになってしまう）。

Do it yourself

　マスメディアをはじめとして、社会に広く流布される読み物や教科書などは、現実を他人の目で見て、他人が選択し、推薦した事柄であり、それらは他人の言葉、他人の得意な手段で伝達されたものであることを忘れてはなりません。人生を成し遂げるためには、自分の目で見て、自分の耳で聴き、自分の頭で考え、信仰と理性に基づく信念と目標を、自ら持つことが大切です。小学校低学年までに受けた行動教育は、次第に自らの考えを育まない価値観教育に移り変わったと私は思っています。自分のことを自分で考えない者は

1　現実を生きること

「オウムのようにまね事をする」人にすぎません。

私の親の教育指導は、以下のとおりでした。

　　子どもが、先生の

　　　　1．目をよく見て、

　　　　2．話をよく聞く、だけではなく

　　　　3．聞いたことを理解できるように努力し、

　　　　4．自分の考えや判断を持てること。

　また、自分の考え（発見したこと）を発達させ、実現した後には、それらに対する自他の評価が大切です。周りからのフィードバックを認め、バランスを取りつつ、その中で自分ができたこと、自分の良さを自らが発見し、自分をポジティブに評価する力を育むことが大切です。"Do it yourself"とは自分の能力に応じて、できるだけ自分のことを自分で考え、自分のことに責任をもって成し遂げよう、と努力することです。それは生きた共同体となり、互いを大切にし合う世界の実現に向けた動きにつながります。[1]

静けさ

　厳しい現実を生きるためには〈自己と共にいる時〉〈自己を反省する時〉が不可欠です。日々の勤めを、真面目に、熱心に果たしても、自分と共にいる時がなければ自分の核を失いがちです（例：仕事人間、会社人間など）。現在、私個人の問題としては、つけっぱなしの携帯電話とインターネットがあります。携帯電話が鳴るのを待つこと（通話やメール）、インターネットで参考資料を探しながら横道にそれ、定期的にニュースを見ることが日常となり、内面的な静けさやそのための大切な時間を損なってしまっているのです。自分を失えば、残るものは何もない！のですが。

1　ウォルデマール・キッペス著『心の力を活かすスピリチュアルケア』（弓箭書院　2012 年、11-12 頁参照）。

おわりに

　変化に富む多様な現実を生きるためには、他人の目や意見より、自分の目と判断を。

不安よりも信頼。
　外観を見るより、時に応じて不思議がる心の目で味わうこと。

　　他人や社会に任せるより、"Do it yourself"。
　　　不平においても、なお感謝する努力を。
　　　　自然の乱用・乱伐・公害よりもエコロジー、
　　　　節電や節水に努力する。
　　　　　敬天愛人。

② ゴールに向かってスタート

──信念を生きること──

新しい年を迎えて ——新たなチャンスに生きる——

　新年を迎えるにあたり、ぜひ皆さんにお話ししたいことがあります。それは、今年は昨年と、今日は昨日と同じではないということ。年月や日々は単純な繰り返しではありません。新しい日は新しいチャンスとチャレンジを生みます。そのチャンスとチャレンジをつかむには自分という存在の意義や目的を再認識し、その目的に向かって新たなスタートをきることが大切です。過去から学び、自分にとってふさわしいこととそうでないことを区別し、勇気と強い意志を持ってゴールを目指して日々闘おうという決意を、新年の目標にしてほしいと願っています。

　新年には、「新年おめでとう」より「生きるチャンスとチャレンジをつかもう」という挨拶がふさわしいのです。

「午(うま)の年」

　馬には「力強い動き」というイメージがあります。馬車を引っ張る馬は強く、競走馬は早く走るように、鞭(むち)で駆り立てられます。がむしゃらにではなく、目標に向かって走ることが（1936年、ベルリンオリンピックが開催され、陸上競技に出場したイエッセ・オーエンス（Jesse Owens）氏は、アメリカ選手として4つのメダルを獲得した。）求められます。人間もそうです。しっかりと目標を認識する必要があるのです。

　私たち人間には、目標を持って動く力が備わってい

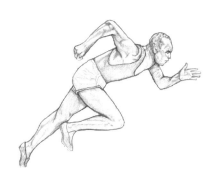

イエッセ・オーエンス

す。私事ですが、毎日歩かなければ、健康が損なわれると考えており、私は車に頼らず自分の足で歩こう、と心がけています。

理念と信念

　理念とは、頭の領域。知性や理性で考えた理想、アイディア、希望を示します。

　信念とは、心の領域。信条、確信、個人の実際の生き方、念ずる機能、願いなどを示します。

NPO法人臨床パストラル
教育研究センターの理念と信念

　当センターの理念、それは「病者ならびにスピリチュアルなニーズを感じている人々に対して、臨床パストラルケア＝スピリチュアルケアの提供を保証する日本の社会の実現を目指すこと」です。私たちは誰でも、訳の分からない、説明のできない困難、苦労に出遭う可能性があります。そのとき、自分の中から湧いてくる「なぜ、私がこんな目に遭うのか」という叫びに対する治療法（答え）はありません。こうした実存的な問題を解決するためには、悲嘆にある人と共に生きる仲間がどうしても必要になります。そのような人を育成し、社会に提供することこそが当センターの目標です。

　このような当センターの理念を実現するためには、私たち会員の一人ひとりの信念に基づいた行動が求められます。この理念を達成する途中の困難とトラブル、攻撃などは、かえって信念を深め、目標を実現するための力となるにちがいありません。

理念を実現するための信念

　信念は、理念を生きようとすることによって、初めて形になります。それは命を懸けた生き方によってしか得られない成果と実りです。以下の3人はその実例と言えます。

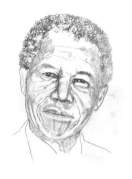

マーティン・ルーサー・キング・ジュニア牧師

　マーティン・ルーサー・キング・ジュニア牧師は、1963年8月28日に「私には夢があります（I have a dream）」という強力なマニフェスト（公約）によって、アメリカ合衆国において、いつの日か「白人と黒人が手をつないで歩ける時が来る！」と訴えました。その夢を実現させる方法として、ガンジーの「非暴力運動」を選んだのです。第44代アメリカ合衆国大統領（2009～2017）に就任し、2009年にノーベル平和賞を受賞したバラク・フセイン・オバマ2世こそは、このキング牧師の「夢」の実現でした。

　反アパルトヘイト運動＝信念に命を懸けたネルソン・ホリシャシャ・マンデラ氏は、ゲリラ活動によって反逆罪として逮捕され、27年間にわたり刑務所に収容されました。そのつらい体験の中で、信念は復讐から赦すことに変化し、国民の仲裁人になりました。釈放後、南アフリカ共和国第8代大統領になりましたが、再出馬を自発的に断ったのはその信念（権力より国民の幸福）の表れだと言われています。

　ミャンマーにおける非暴力民主化運動の指導者、アウン・サン・スー・チー氏も、信念の持つパワーを示してくれた人です。長年にわたり自宅軟禁されていたにもかかわらず、その政治活動を力強く

2 ゴールに向かってスタート

再開したことは、とても印象的です。

この3人のパイオニアは、人間の基本的な生きる権利、すなわち平等・自由・共に生きること、いわばスピリチュアルな生き方を保証する社会の形成に命を懸けた人として、記憶されるべきです。彼らはスピリチュ

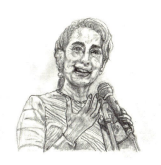

アウン・サン・スー・チー

アルケアのコンセプトを推進する存在であり、より人間らしい社会と世界への模範となる人たちとして認識されるべきでしょう。

著者の理念と信念

確固たる信念をもつことによって、人生のゴールは明確になっていきます。人は生まれた時から、確固たる信念をもっているわけではありません。人生の道程での体験によって、信念は形成されていくのです。私は幼少時代の時からさまざまな夢を描いてきました。トラックの運転手、アフリカのサハラ砂漠の所有者や冒険家、戦時中は将校（勇士）やサッカー選手（有名人）など。終戦後に命の源イエス・キリストとのつながりと憧れが芽生え、18歳の時、「司祭になるように」という内面的な声を聴き、宣教師・司祭になりました。私を訪ねてくる人や患者さんとの出会いによって、相手の言うことによく耳を傾けることの大切さを知りました。患者さんに対する心のケアの実践と、社会への啓蒙の必要性を感じて活動してきました。私は最初から自分の使命を把握していたわけではありませんでしたが、人生を歩む中での体験を通して信念が形成されていきました。この信念に忠実であるには絶えまない努力が必要であり、苦しみつつも闘って生きる日々を送っています。

25

スピリチュアルケアの出番

　日本では毎年 100 万人、一日平均で 3,000 人余り（総務省統計局推計、総人口（概算値）から人口動態・保健社会統計室で試算）の人がこの世から旅立っています。人生の終わりにあたり、自分の生きてきた道を思い起こし、評価してみたいと思うのは自然なことです。最期まで自分らしく生きて、自分にとって重要な事柄を整理するためには、それが可能となる環境が必要です。

　昨年、2013 年 2 人の子どもがいる 40 代の母親が、まさにクリスマスの日に命にかかわる手術を受けました。手術前には「病気になってみると、実際に子どもたちが成長していく様子を、もう見ることができないかもしれないと思い、がく然としました」と言いました。手術後、医師は私に彼女の身体的な状況について詳しく説明してくれました。しかし、彼女自身の内面や心の状態などには、まったく触れませんでした。

　私自身が 2013 年、入院した時にも、同じことを体験しました。「死亡する可能性がある」という同意書にサインさせられた時には、身体的なことではなくて、心のこと、死後のことを考えました。だが、医療従事者はその領域に触れることもなく、意識さえもしていないようでした。患者は心のケアがほしい。少なくとも私自身は大切なことを考え、問うことのできる場を求める切実な願いを分かってほしい、とつくづく思いました。

　以下は、医師に「あと 7、8 カ月の命です」と言われた男性の言葉です。

　「……人生最大のイベントとして、『生』と『死』があり……葬儀というイベントのその時は本人、主役は存在しない……。しかし、私自身このイベントに参加したいと思いました。……まだ、7、8 カ月の期間がありますが、私は時間を『長さ』ではなく『深さ』で

考えております。……お別れ会を開いたら 100 人以上参加してくれ
ました。まだ、死ぬまでには数カ月あります。病院のホスピスなん
て気にしない‼ と思う、私の生きる場所すべてがホスピスだと気づ
いたのです。今では、すべての人と……そして神に感謝しています」。

　すべての人が、最後まで意識のある状態で生きていられるか分か
りませんが、苦しんでいるからといって、すぐ鎮静剤による人工的
な昏睡状態に陥らせるのは、適切ではないでしょう。

　自死予防としてできることは「相手になる」こと。時には見知ら
ぬ他人に対しても、相手の存在を意識し、尊重する心をもち、その
存在を認め、挨拶を交わし、時に正直なフィードバックをすること
は、相手を生かすことにつながる大切なスピリチュアルケアです。
現代はデジタル社会です。このような社会を必要とする人は、自分
自身をはじめ、周囲にも多数います。しかし、誰かが私にとって大
切な内面的な事柄に触れたとき、あるいは私にとって重大なことを
聴いたとき、話した内容を分かち合い、整理して、まとめてくれる
人が私はほしいと思います。アドバイスは望みません。自由に話せ
る環境を提供してくれる人が望ましいのです。そのために、聞き手
になる人は継続的な訓練を続ける必要があるのです。

　人は病気になった時、医学的な説明やデータや食事、薬や手術の
事柄だけを聞きたいわけではありません。心・霊・魂に触れる、人
生の意義や目的、信念や理念に触れるような話こそ聞きたいのだ、
と私は思っています。

信念には実がある

　2014 年にソチで冬期オリンピックが開催されました。テロを恐
れて、警備は拡大されました。ところで、その際、一つのスピリチュ
アルな出来事が起きました。選手村には 3 カ所の「宗教センター」
がありましたが、オリンピック開催地の近くにソチの新しいロシア

正教会（Russian Orthodox Church）の新しい聖堂「救い主キリスト教会」（高さ 43 メートル）が設立されました。そのコストは国家と正教会が半分ずつ負担したそうです。

　これは、ロシアが 1917 年〜 1991 年まで無神論の政権下にあり、宗教の迫害に 70 年間もの間、堪え忍んだ結果として芽生えたものではないでしょうか。このことは、迫害によって、理念が信念に育まれた例と言えるでしょう。オリンピックの間、正教会、ユダヤ教、イスラム教、仏教などの聖職者は、選手のスピリチュアルケアを担当。カトリックだけでも 7 人の司祭が参加しました。国民の心・霊・魂の育成を推進し、スピリチュアルケアを必要とする国民に提供できる社会の構造をつくるには、国民一人ひとりの協力と、一人ひとりを内面的（スピリチュアル）な感覚をもって大切にすることが、必要不可欠です。

③ 現代を生きる上での
心の課題と闘い

現代社会の中で問題意識をもって生きることができるならば、周りの人々の心の叫びを聴くことができるでしょう。そして、それによって自分自身もまた、苦しみを味わうのです。自他の心の痛みに対するケアは、知識や研究の対象としての課題ではなく、日々生きているときの心の課題そのものなのです。

世界・社会への信頼

　2014年2月、ソチ冬季オリンピックが行われました。本来、オリンピックは異なる風土や文化を持つ世界中の国の人々が集まって公正に競うスポーツの祭典であり、人間同士、互いに異なる生き方・文化を尊重して技を競うためには、宣誓したルールを進んで守ることが重要です。しかし、選手やコーチ・監督、スタッフの誠実さを信頼できないような事柄が起きていることは事実で、それは選手3,000人のうち2,000人もの人々がドーピング検査を受け、なかには複数回検査を受けた選手がいたことで分かります。計2,453回実施されたドーピング検査を不信の表れではなく、不正を暴く、クリーンな大会への努力（検査数は過去最多）として誇りにするような現代のオリンピックと現代社会！　世界の模範・アイドルである人々が尊敬と憧れの対象であると同時に、信頼されない、信頼できない存在であるということを検査の数字が物語っています。

　オリンピック開催中であってもシリアの内戦、イラクやアフガニスタンの混乱状態、ウクライナの内乱は継続され、またパラリンピック開催中にはロシアによるクリミア半島併合の動きもありました。これらはオリンピックが平和をもたらすものではないことを示すだけではなく、人間信頼に基づく世界平和実現への一助にすらなりにくい現状を伝えています。

真実・信頼の度合い

　日本国内、特に福島（2011年3月、東日本大震災（巨大地震に伴う津波によって、福島第一原子力発電所1～3号機の重大事故が発生しました。そのため大量の放射性物質が外部に放出され、原発の近隣地域だけでなく、関東、東北地方にかけて広範囲に汚染されました。）の状態について考えさせられることがあります。例えば、日本とドイツでは福島に関する情報がかなり異なっており、どちらにも絶対的な証拠・根拠はなく、情報をそのまま鵜呑みにはできません。福島のことを通して思い出されるのは、40年以上前の水俣病の時のことです。私は1970年、水俣病を知るために水俣を訪ねました。しかし、そのとき出会った人々は（私と同じクリスチャンもいましたが）、水俣病の現実について（恐れてか？）ほとんど何も語りませんでした。私はそのことに驚きました。そこには水俣病で苦しみ、横たわる患者さんもいたのですが……。真実が語られなければ信頼は不信に変わり、心は痛み病んでしまいます。

スピリチュアルケア　──私たちの出番──

　自分自身に対して正直に生きること、その努力は社会の痛みに敏感になり、応答するための第一歩です。国内の状況、例えば憲法第9条改正への動き、武器の輸出計画、福島に関する情報の客観性、原発の再稼働、東北の復興と2020年の東京オリンピックのどちらが優先課題になるか、これらの事柄に関してある程度の関心をもつことがスピリチュアルケアを可能にします。身体の健康と同様に、社会においても痛みや傷が生じる前に、まず社会の健康そのものを意識し、問題予防に努めることが優先されるべきです。
　2014年1月、インターネット上でロシアのプーチン大統領がキリ

スト教礼拝に参加したときの様子を偶然目にしました。無神論者の教育を受けたプーチン氏が、これほど熱心なキリスト教徒になったことに驚き、私はうれしくなりました。しかし、その後にソチオリンピック選手村の宗教センターを調べたとき、ロシアでの宗教の取り扱い方について考えさせられました。というのは四つの宗教団体、すなわちキリスト教（＝ロシア正教会）、ユダヤ教、イスラム教と仏教のためには、それぞれ場所が工夫されているのに対して、その他の宗教団体には共同取り扱い場所しか設計されていなかったのです。ローマカトリック、プロテスタントなどはロシア正教会と区別され、第二キリスト教と名付けられていました。それを知ったとき、プーチン氏の宗教的場面がやたら数多く流されていた意図に考えが及びました。ロシア正教会の宣伝ではないかと。ちなみに、同年4月、プーチン大統領がロシア軍の帽子をかぶっている写真にも考えさせられました。礼拝の姿とロシア軍のパワーを顕示するプーチン氏。EUやアメリカに対する高圧的な態度は、世界平和よりも第二次冷戦の始まりになる恐れさえも感じさせます。

人間のドラマとスピリチュアルなパワー

　2014年3月のニュース。あるシリア人の女性が息子と共にドイツにいる家族と再会を果たしました。二人は2年前、シリアからトルコに亡命し、さらにそこからイタリアに向けてボートに乗りました。途中、ボートが沈没しそうになりましたが、寸前でギリシャ船に助けられ、アテネで難民キャンプに入れてもらえました。この難民キャンプで、二人はドイツ人新聞記者と出会い、またアテネを訪問していたドイツ大統領ガウゲルに請願し、ドイツへの移民許可を早々に得ることができたのです。その後、ドイツで暮らす家族との再会がかないました。このとき婦人は107歳、息子は70歳でした。100年以上もの間、身に付けてきた生活様式を後にしてドイツへの

3 現代を生きる上での心の課題と闘い

亡命を目指し、何の保証もない船に乗り、その間7回も昏睡状態、危機的状態に陥りながらも、難民キャンプを経てドイツに住む家族と再会できたのです。これは内面的パワーによって成し遂げられた出来事にほかなりません。個人（息子）のイニシアティブで実現したこの出来事は、信頼、いわば心の力を物語っています。

困難によって引き出される生きる力。皮肉のようにも聞こえますが、困難の中でこそ人間の内面的な力、その偉大さは最も発揮されるのです。

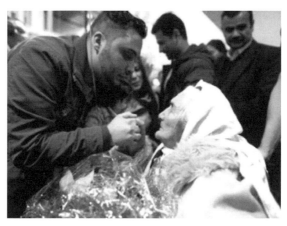

ヨーロッパで年齢が一番高い難民のシリア人 Sabria Khalaf。ドイツ・デュッセルドルフ空港で親戚に迎えられたとき。

スピリチュアルケアへの招き ——ある体験——

ある男性が術後の人工的な昏睡状態の中で体験したこと。

「スタッフから私はずっと眠っていたと聞きました。眠っている間に次のことを体験しました。私は自転車に乗ってずっとペダルをこいでいました。汗をかき、脈は130に上がり、力の限界でした。そのとき、内面的な声が聞こえてきたのです。『もうすぐです。あなたが天国について説教したところにまもなく着く。今あなたの血液の流れが停止すれば、あなたは死に

ます。奥さんは気の毒……』と。回復してから次のことを教えられました。命を助けるために人工的昏睡状態に入れられたこと。私の命を救うため2つの医療チームが手術に携わったこと。実際にどうなるかは予想できなかったこと。2回目の手術によって命が助かったこと。『もうすぐです』というメッセージは今も耳に残っていて、次のような私の指針になっています。

- 人生において大切なことは何だろう？
- 私は適切な尺度をもっているだろうか。
- 今、私に新たにプレゼントされた時間において、私が任されている人のために何をしてあげたらいいか。しない方がいいのは、どんなことだろうか」。

　人生に与える力強い影響とは、昏睡状態の中でも存在します。「もうすぐです」というメッセージはそれを物語っています。麻酔で眠る患者さんの中で何かの変化が起こり得ることをスタッフは意識し、スピリチュアルなマインドをもって患者さんに接することが大切なのです。

スピリチュアルケアの実践 ——目標をもち続ける——

　医療の場でなくとも、心の痛みや不安をもっている人との出会いは日常にあります。スピリチュアル・ケアワーカー（スピリチュアルな援助をする人）の存在意義・使命は心と魂を生かすことであり、学んだことを日常生活の中で実践することです。そのために自分の心と魂を育成し続けることはケアワーカーとしての使命と言えます。

- 真実であり、正直である人。
- 自分が生きている社会・時代を把握し、理解しようとする人。
- 見知らぬ人であっても尊敬をこめた挨拶ができる人。
- 決まり文句ではなく、真心を伝えてくれる態度や言葉。

　　　　　　　　　3　現代を生きる上での心の課題と闘い

　このような習慣を身に付けることは、人を生かすパワーになります。

　スピリチュアルケアは内面性——信頼・自由・尊敬——を生かし、心ある人間として生きられる社会を築くものであります。そのためには、まず自分自身の心の力を信頼し、それを生かすことから始めればよいでしょう。日々、自己へのスピリチュアルケアを含むスピリチュアルケアの実践、目標をもち続けることが肝要なのです。

4 青写真のない人生

——成長へのチャレンジ——

いつもどおりではない生活をする人々

　ある日、1カ月ぶりに会ったクリニックの職員Aさんと、私は次のような会話をしました。

　「お元気ですか？」と言われ、「（相手の判断に）お任せします」と答えました（実際には内面的な痛みがあった）。Aさんは続けて、「（仕事は）いつもどおり？（お変わりなく？）」と言われ、私は考えさせられました。というのは、その当時（2015年）、イスラム国によって人質にされた日本人、後藤健二氏と湯川遙菜氏のことや、難民となって援助を必要とする人々のことを考えていたからです。彼らは「いつもどおりではない生活」を強いられていました。

　この原稿を書き始めて間もなく、短時間のうちに三つの知らせを受け取りました。一つ目は60年間、日本で宣教活動をしてきた同僚が心身ともに弱ってきたため、（なかば強制的に）母国に戻り検査入院後、隔離病棟に入ったこと。二つ目は同級生でもある同僚が脳梗塞の発作を起こし入院中であること。三つ目は3年余り寝たきりで声も出せない同僚に「誕生日おめでとう」と伝えた後、付き添いの方から「余命3カ月と言われている」と聞いたこと。そして、これらの知らせを受ける少し前に、ドイツ航空機がフランスのアルプスで墜落事故（2015年3月24日）を起こしたことにも、心が痛みました。

当たり前ではない日常：「行ってきます」
　　　　　　　　　　　　　　「行ってらっしゃい」

　出発前、犠牲になった乗客のほとんどは、このような言葉を家族や友人らと交わしたのではないでしょうか。そして、行って帰ってくることを当たり前のように考え、日常に戻れることを疑ってはい

なかったでしょう。飛行機の乗務員は同僚を信頼し、いつもどおり任務に就き、操縦室で機長は副操縦士と普段どおり言葉を交わしていたのではないでしょうか。そんな中、搭乗前にトイレに行けなかったことを伝え、「いつでも替わります」という彼の言葉を聞いて信頼して席を立ったでしょう。ところが予想外のことが起こりました。副操縦士の拒絶によって、機長は操縦室には戻れず、出発してから約50分後に飛行機は時速70キロのスピードでフランスのアルプス山中に激突し、粉々になったのでした。

　日々の挨拶は何気なく交わされることがほとんどでしょう。しかし、人生そのものは何気ないことの繰り返しとは限りません。Germanwings 4U-9525の墜落事故はそのことを意識させ、考えさせます。

　このような突然の別れは、いつ誰の身に起こるか分かりません。私の妹の死と、それによる母のショックが思い出されます。16歳だった妹が朝学校に行くとき、母はいつもどおり「Behüt dich Gott（神があなたを守りますように）」という言葉（南ドイツでのカトリックの挨拶）で見送りました。妹も母も、いつもどおり再び会えると思ったことでしょう。「神は、いつものとおり見守ってくれる」と二人は考えたことでしょう。しかし、妹は学校に着いて間もなく急死しました。このときの母のショックは、十数年間続きました。

　再び会えること、変わらない日常があることは、当たり前のことではなくプレゼントであると気づくことが大切です。そう思えれば、自他を生かせる出会い、生き生きとした挨拶が生まれるのではないかと思うのです。

出来事や情報に対する自分の反応

　先の墜落事故で犠牲となった学生が通っていた高校、その街の市

長は残された学生の心のケアを考えました。当日のニュースをできるだけ学生たちの目に触れないようにし、授業を休みにしながらも、学生は自由に登校できるようにしました。休校は続きましたが、その間、学生が学校で「心のケア」を受けられるように「ケアチーム」を派遣しました。またドイツ政府は、ケルンの大聖堂で犠牲者のための追悼式を行うことを、すぐに決めました。

　事件や事故、情報に対して自分の意見をもつことは大切なことです。私は次の二つのことが気になっています。一つは副操縦士の問題をほとんど精神医学や心理学、そして法学の問題（領域）としたこと。自死のために他人を巻き込む（殺人）事件は単純に精神医学や心理学、法学（医療者や弁護士などの守秘義務）だけの問題ではない、と思うからです。犠牲者のための追悼、いわばグリーフケアの中心は精神医学・心理学や法学だけではなく、哲学や信仰（神学）の問題を含みます。悲嘆（グリーフ）は、変えられない残酷な出来事に対する同情、連帯に基づく応答であり、尊敬の表れでもあるのです。一方で、同級生らは報道関係者やジャーナリスト（カメラやマイク）に絶えず囲まれることに苦しみました。それは、残された人々に尊敬や同情をもって寄り添えるような繊細さや敬意が足りない行動でした。

　日常会話の中で、相手に「どうですか？」「どうしたの？」というような言葉をよくかけますが、これは単に好奇心から発せられることもあるため適切ではない場合もあり、不用意には使わないほうがよいと思います。特に相手のプライバシーに関することには尊敬の念をもって慎重になる必要があります。調べるような雰囲気の問いかけからは信頼関係を生み出すことはできません。まさに今、その時、そこにあるものに気づき意識することが大事なのです。

　ある時、有名な精神科医が「スピリチュアルケア」の講演をした際、「今までの話について質問がありますか？」と聴衆に尋ねました。一人の僧侶が手を挙げ、立ち上がるなり怒ったような声で「具体的

に話してください！」と叫びました。彼はスピリチュアルケアの"ノウハウ"を聞くことができると思ったようです。しかし、スピリチュアルケアには"ノウハウ"などありません。一人ひとりは唯一無二の存在であり、その心、スピリットもしかり。人間を尊い存在として相手にする対象は「心」の核であるスピリットなのです。

自身の生き方・考え方への影響

出来事・情報によって自身の生き方、考え方は大きく影響を受けるでしょうか。あるいは、新聞やTVの報道に合わせて関心の対象が変わったり、受けた影響が風化されたりしていくでしょうか（例えば、イスラム国（IS）による悲惨な出来事、キリスト者への迫害などに対して）。私は先の墜落事故によって、安心のベースが人間のもっている技術や訓練などに基づく安全や安定ではなく、心、内面的な状況であることを改めて認識させられました。個人の内面的な状況、哲学に基づいた人間学や信仰は、わずかでありながらも安心のベースをつくり上げます。何の保証もない人生において、信頼こそ安心の根幹となるものです。

自分の考え、知識やイメージを
　現実の中で再確認する

習得した知識や考えなどを、現実の体験の中で磨いていくことは重要です。例えば、定年まで勤勉に勤め上げれば、退職後に自分の思いどおりの人生が迎えられるわけではなく、絶対の安全・安定が保証されているわけでもありません。したがって、見て、聞いて、感じることに敏感になり、自分の体験や反応に正直になることが大切です。

絶えず学び続ける

　自分の生きる目的、目標をできるだけ明確にし、日々の体験によって自身を磨くことは人生の中心課題だと思います。親や学校で言われたから、学んだからといっても、それが自分のものになるとは限りません。日常生活の体験によって確かめ、必要に応じて学び直す必要があります。例えば、昭和の時代の信念と 21 世紀のそれとでは異なるでしょう。習慣や伝統を基準にして「普通はこうする、日本人ならこうする」という生き方によって納得できる人生が送れるかどうかは疑問です。

　自分に対して影響を与えるものを、自分を困らせたり不安にさせたりするものとして受けとめるのではなく、自分を生かすための刺激として受けとることができれば、それは自分にとって建設的なものとなるでしょう。

　例えば、

- 年齢を重ねることで生じる否定的な面よりも、重ねたことによって日々をより深く味わえること。
- ニュースをただ読むだけではなく、考え、生きるためのきっかけになるよう意識すること。
- 知識量よりも知識を深めること、知恵を得ること。

　年を取る＝人生が豊かになる、とは言えません。しかし、日々、気づきを得られるような敏感さがあれば、何歳になっても内面性は豊かになりえます。特に、加齢による健康状態の変化は初体験であることが多いため、これまでの固定観念を破り、新たな要素を発見できる可能性があります。

今、私にできること

最近、ある同僚と電話で話したとき、彼は「私たちは今『○○歳』です」と繰り返し話題にしていました。確かにその年齢ですが、今をどう生きるかを考え、人生から学んだことが今の生活を有意義に過ごすための知恵や知識になっているか、などは話題に上りませんでした。一方、次の話だけは私の記憶に残りました。それは老人ホームや施設に入る時期をできるだけ延ばすために、今もサッカーとバレーボールを続けている、ということでした。

ある日、近所の男性が「今日は良い天気ですね」と挨拶してくれました。そのとき、私は「天気には関心はないが、目標があります」と答えると、彼は驚いた表情をしました。このとき、私は〈今日の晴天のありがたさ〉〈この男性との出会い〉、つまり、今ここにあるものにはあまり意識を向けていなかったことを反省しました。日々、価値ある目標をもっていることがすべてではないと思うと同時に、たとえ天気が良くても生きる目標がなければむなしいのではないか、とも思っているのです。

今を生きるためには、今、このときを意識し、敏感になることが大切です。特に、相手が病を患っているとき、〈今〉その人にとって可能な事柄を発見しようとする心構えは大事です。例えば、スピリチュアル・ケアワーカー（SCW）であれば、特に求められていることはアドバイスをすることではなく、ゲスト（G／患者）にとって今、可能なことを一緒に発見することです。

G「私は何もできない。もうだめです」と言うとき、

SCW「『何もできない』とおっしゃいますが、それを私に話してくれたことはできていることの一つですね」と具体的なことを伝えることができます。

「何もできません」や「自分はだめ」と考えるよりも自他のプラ

スの面に関心を向ければよいのです。互いの長所を発見し、それを認め分かち合うならば、それは励ましになります。自他にない能力を要求することは無意味であると同時に、自他の能力を認めず、使わずに生きるのは、あまりにもったいないことです。

想像と現実

　ある医学部の教授が重病の学生を訪問したときの会話。
　教授　「（病気から生じてくる困難など）よく分かっていますよ」。
　学生　（怒って）「先生は何も分かっていません」。
　きれいごとやあいまいな言葉は、互いの関係を強めることにはならず、かえって壊してしまいます。私事になりますが、ある日、知人と電話で話していたとき、相手と私の意見がかみ合っていませんでした。相手が「私はあなたの希望をよく分かっています」と言ったことが、私には気になったのです。私自身が自分の計画を明確にできていなかったのに、どうして相手がそう言えるのだろうか、と。会話では、まず相手の考えていることを正確に聴くことが必要です。そして、私と一緒にその計画を歩めないにもかかわらず、「私たちの進もうとしているところは同じところを目指していると思います」と言われたときの違和感を、私は覚えています。「同じところを目指している」と言う前に、相手（私）の目標や考えを再確認してほしいと思います。

自他の人生を深める関係

　人間は「関係」による存在であり、関係なしには生きられません。関係の始まりは家族であり、その中で互いに関係を身に付け、深めていくものです。しかし、家族は自然に出来上がってくるものではありません。しかも、関係は完結するものではなく、絶えず流動的

であり、育成を必要としています。それはまず自分との関係から始まります。自分の長所と価値観（＝自分にとって大切なこと）を明確にした上で、長所をその価値観を追求するために利用すれば、アイデンティティーが生じてきます。ただし注意したいことは、自分の長所は生かすことができても無限ではないということです。無駄遣いせず、自分が本当に大切だと思うことに生かすべきです。

共に生きようとするとき、互いに好きであることが前提ではなく、互いの価値観と長所を最小限でも知り、認め合うことが重要です。そうでなければ互いの信頼を失ったときには、その絆が切れてしまいます。共に生きることは互いを尊敬し合う努力と協力という重労働がたえず要求されるのです。

尊敬し合う関係の中での意見交換は互いを育みます。生かし合う健全な関係とは〈自分自身〉である人間同士の関わりから生じます。ちなみにITなどから得られる情報は便利ではありますが、同時にそれらは外部からくるもの（価値観の違い！）であり、自分自身のものではないことを意識すべきです。

困難から学ぶ ——ある母親の生きるコツ——

「息子と主人が亡くなった当時、残された家族は病気で弱ったおばあちゃんと精神の病気をもつ娘と私の三人暮らしでした。息子が亡くなったとき、娘は短大の2年生になったばかりでした。そのときのショックを乗り越えるべく、本人は大学に戻ろうと必死でした。しかしある日突然、大学に行く準備をして出かけようとしても足が進まなくなり、そして言葉も出なくなりました。その頃、主人はまだ元気でしたので、車を運転して病院に連れて行きましたが、娘は発病と診断されました。

主人が亡くなってから、運転手は私です。ペーパードライバーだったので自動車教習所で補習を受けるとき、教官は私の運転を見

て、『こんな年齢になっても運転する必要があるのですか？』と言いました。しかし私が、安全に運転できなければ家族を守れません。安全運転は必要です。生活に欠かせないものです。交通量の少ないうちに、朝早く起きて運転の練習に励みました。

こうしているときも娘の病はなかなか治りません。娘を大学に帰したい、社会人にしたい、と私は一人でもがいていました。

そんなとき、私の悲しみは怒りに変わりました。田舎なので田んぼを抜けて川端まで走り抜け、車を停めると、外に出ました。しゃくりあげて泣いていると、その涙をどうすることもできず、石ころをありったけの力で投げつけました。砂利を拾っては投げ、拾っては投げ、川にぶつけ続けました。どのくらい時間がたったのか覚えていません。思いっきり投げつけているうちに少し落ち着いたのでしょう。疲れ果てたのかもしれません。その当時のことはあまり覚えていませんが、幼子がじだんだを踏んで自分の気持ちを訴えるようなものだったのでしょうか？」。

私として命を生き切る　──最後まで私は私！──

・あと20年くらい生きたい、と望んでいた婦人

「私は短気で怒りっぽい人間です。ですから、カチンときたら、相手がどなたでも、カチンときたことについて伝えます。カチンとくるのにはそれなりの理由があるからです。それで、相手の方としっかり意見を交換し合います。決裂することもありますが、意見交換の中で、互いに相手の違いを認めて理解し合うことができれば大きな成長ができます。うれしいです。この私の性質は、死ぬまで変わらないと思います。死んでからも続くかな？

私は人とも、自分とも闘い続けると思います。それが私の生き方だからです。なので、がんとも闘い続けると思います。私は最後まで自分の命を生ききりたいのです。いただいた命を余すところなく

生ききりたいのです。がんで余命の少ない私を、『この人は死ぬ人
だ』と見てほしくありません。そういう見方は、『この人は死ぬ人、
私は生きる人』という区分けをして、差別化することだからです。
だって、そう言うのなら、すべての人が死ぬのですよ。また、私
は『まだ生きている人』ではありません。『生きている人』です。『今
を生きている人』です。あなたと同じです。私は、生きています。
死を待つ人ではなく、生きている人としてかかわってください。も
し、死の数日前にベッドサイドにあきらめ顔の看護師が来たら、私
はそう言うでしょう。それが私の叫びです。私がよりよく生きるた
めの援助を最期までしてほしいのです。よりよく生きることは、よ
りよく死ぬことであり、よりよく死ぬことは、よりよく生きること
です。同じ一つの命です。私の生のベクトルは未来を指さしていま
す。生のベクトルは死でプッツンと途切れるのではなくて、この世
での死後も、さらに未来に向かっているのではないかと思います」。

人生の主人公は〈私〉

　自分の人生を誰かが代わりに生きることはできません。人生の主
人公は自分自身でしかなく、その人生を〈私〉として全うするよう
に促されています。他人の心と魂の叫びに応えるには、まず自分自
身の心と魂の叫びに応えることから始まります。他人へのスピリ
チュアルケアは自分自身へのスピリチュアルケアから始まるのであ
り、自分自身の課題そのものでもあるのです。

5

何となくではなく、
意識的に生きる

今夏（2015年）、私は自分の人生を意識的に生きるための機会に恵まれていたように思います。皆さんはいかがでしたか？　この夏に起こったさまざまな事象が自分の生き方に何らかの影響や変化を与えたでしょうか。

　この原稿を現在、滞在中のドイツ・ミュンヘン市で書いています。毎日何千人もの難民がドイツに到着していますが、何カ月もの旅を経てきた人々は、新たに生きる場を探し求めています。場というよりも自分たちを相手にしてくれ、共に生き、住まわせてくれる〈他者〉を求めているのです。それは「自分自身を生きたい」という叫びでもあるでしょう。その叫びに対して見て見ぬ振りをするか、それとも何かしらの援助をし、共に歩もうとするか。そこに暮らす人々は難民に対して、無関心では生きられないはずです。

　困難に出遭っている人、特に、人生の最終の道程を歩んでいる人に寄り添うとき、共に生きることが中心となります。そういう状況ではまず、自分自身が正直であることが要求されます。そのときこそ他人から得た考えや理想ではなく、自分の考え、自分の信念、自分の実際の生き方が問われることになります。喜びや悲しみ、納得できた、あるいはできなかった体験、成し遂げたこと、成し得なかったこと、成功と失敗、責任を果たしたか、怠ったのか、など。これらの体験は理想と現実の違いを知る良い機会になるでしょう。現在の自分こそが本当の自分自身であることを認められなければ、困難の中にある人の助けにはなれません。

　もちろん、自分自身（自分の体験）をどんな相手（他者）にでも伝える／分かち合う必要はありません。自分自身に対して正直であると同時に、伝えるべきこととそうでないことをわきまえる知性を持っていることが望ましいです。

　自分を知る方法とは？　意識的に生きるコツとは？　私にとって今夏は、そのテーマを考える良いきっかけとなりました。原子爆弾

や終戦の日、お盆や花火大会、夏休みや高校野球とは何なのか。単なる習慣やイベントではなく、それらを一つの刺激として受け取り、考えるための機会として意識すれば、自分自身のあり方を見直すことができるでしょう。

こうした記念日や伝統的な行事は個人的につくったものでも望んだものでもなく、社会の歴史的経緯や慣習によってでき上がったものです。記念日は意識的に導入され、時を経て行動様式として定着してきました。言い換えれば、意図されたものです。それらを個人的にある程度は無視できても、そのもの自体を排除することはできません。賛同するかどうかは別として、記念日や行事が成立した過程を知り、意識的に生きることは個人の成熟にもつながることでしょう。

個人がすべての行事や記念日に参加する必要はありません。自己であるためには、何が自分にとって大切であり、自分を生かせるものなのかを判断すべきです。そうでなければ操り人形のようになる危険があります。自分の考えや判断は自己の人格形成のために不可欠な条件です。

ある習慣は自分の人生を満たし、反省や成長、解放のきっかけにもなりますが、かえってのめり込みすぎて依存者になることもありうるのです。

「悪」

8月6日と9日。それは世界で初めて原子爆弾を市街地に投下した、人間の悲惨な出来事の起きた日です。この二日は私にとって、私をも含む「人間の心にある悪」の表出であり、悪の可能性の極限を示すものとなりました。命を育成するのではなく、命を全滅させうることを示す記念日とも言えます。原爆を使った側の誇り（！）、全滅させられた側の叫び（！）。この二日は両者に何を教えている

のでしょうか。私は悪や人を「物」のように考えないよう注意しています。自分の心の中に生きる「悪」を生かさないため、私が意識している（日々闘っている）ことは、挨拶をすること、不慣れな習慣に「おかしい」「間違いだ」というレッテルを貼らないこと、自己中心的な行動を取らないように意識すること、などがあります。「悪」は生きることを弱め、破壊させる存在、力です。具体的な例として、お金や財産などは生きることを援助するものですが、一方で、けんかや分裂、殺人、紛争・戦争を引き起こし、死をもたらす原因にもなります。

　思考や思想の多様性による生き方、習慣の違いを認め合い生かせれば、人類が豊かになる可能性があります。しかし、異なる言語や生き方、習慣が、むしろ無関心や違和感、軽蔑や憎しみを生み出すことにもなります。不慣れな生き方、習慣、外見の違い（皮膚の色など）に対する違和感や軽蔑は、日々の生活の中で無意識に現れるものです。現代の内戦と戦争＝殺し合い、難民に対する態度にもそれは表れていると思います。

　共に生きようとしないこと、異文化を認めないこと、学ぼうとしないこと、したくないことの中には、すでに「悪」が働いています。それは私にもあなたにも関係のあることです。「悪」は戦争の時だけでなく、日々の生活の中にも（中にこそ）あるからです。私事になりますが、ここ何カ月も私と挨拶を交わさず、会うことを断っている知り合いがいます。その理由は「スピリチュアリティが異なっているから」だと言います。他人との間にスピリチュアリティの違いがあるのは当然です。そうとはいえ、それを理由に挨拶をしないことは私には考えられない態度です。共に生きることを禁じるスピリチュアリティはスピリチュアリティではないからです。スピリチュアリティとは「霊」＝人間の内面的なパワー、生かせるパワーであり、死なせるような力ではありません。私は理想的な人間ではありませんが、この知り合いや異なる生活習慣を守る人にも挨拶をしま

す。私は知り合いと同じ態度で報いないために、私が信じる対象に
知り合いの幸福をほぼ毎日祈っています。

　また、十年以上前から臨床パストラルケア関連のことについて、
ある教育機関は私との関係を断っています。残念なことです。しか
しながら、私はこの教育機関に対して否定的な考えを持たないよ
うに努力しています。相互に優劣も可否もないと考えるからです。
私は、その教育機関の well-being（健全さ）のために祈ることにし
ています。そのとき、心の健康を保つための私の格言「I refuse to
hate!　憎むことを拒む！」に助けられています。

　人間の「悪」について不平や不満を表すためにエネルギーを使う
くらいならば、自分の心の「悪」を抑え込むためにエネルギーを
使ったほうがよいと信じているからです。

　人間は考える能力をもっています。しかし、すべての人間が同様
な考えや判断をするわけではありません。スピリチュアルケアとし
て他者と共にいるためには、他者の考えや目標、希望などを尊敬す
ることが基礎になります。このような心構えをもたずに共に生きる
こと、付き添うことは無理でしょう。そのためには、自分自身の考
えをできるだけ明確にする必要があることは言うまでもありませ
ん。自分の信念が曖昧であるならば、他者の考えや思想に対し無分
別に同意するような浅い関係になる恐れがあります。「自分にとっ
て大切なことは何か」が分かったとき、初めて他者（相手）の声を
真剣に聴き、理解するように努めることができるでしょう。そのこ
とを考える良い機会となった一例が次の話です。

「お　盆」

　「お盆」は大勢の日本人にとって関係のある〈とき〉です。自分
の祖先、自分のルーツに思いを馳せる尊敬と感謝のひととき。その
ために故郷に帰り、お墓を掃除し、お供え物の準備をします。1日

目は墓参りに行き、提灯をともして祖先（の霊）を家に迎え、三日間、祖先（の霊）は子孫のもとで交流します。子孫はご先祖のために祈ったり、みんなでごちそうを食べたりして、家族が共に居ます。3日目はお別れのとき、祖先（の霊）は再びお墓に見送られる……。

　お盆の時期だけに旅立たれた方々を家に迎えることを、私は信じていません。この世から旅立たれた方は身体をもたない状態で、今も人格をもって生きていると信じているからです。身体は消えても、心と魂＝その人格は生き続けます。言い換えるならば、旅立たれた方々は今なお生きている、と私は確信しているのです。

　「お盆」や「墓参り」とは何でしょうか。このような習慣や伝統に関して、何らかの確信はあるのでしょうか。あるいは、単なる習慣にすぎないのでしょうか。キリストを信じない人のクリスマスツリーやクリスマスケーキのようなものなのでしょうか。たとえ習慣や伝統的行事であっても、自分にとってそれがどういう意味をもつのかを考え、位置づけておく必要があると思います。

　現代社会では、信仰・宗教に対する考え方は昔とは大きく変わってきました。これまでは、宗教はその捉え方の違いによってそれぞれ異なる存在と考えられ、互いに敵対する時期がありました（例：宗教戦争、他宗教者への迫害）。民主主義の時代になってからは、宗教は隣人同士のようになり、共に歩むような傾向さえあります（「共に」と言っても、異なる宗教が同じ信仰をもつようになったという意味ではありません）。宗教・信仰の違いが明らかになった今こそ、自分の信仰を明らかにし、十分に理解すべき時期が来ている、と考えます。身近な例で説明すると、私が現在、滞在している所（カトリック司祭の家）で働くハウスキーパーの一人は回教徒でラマダーンをよく守り、私の恩人でもあります。また、空港の礼拝堂はプロテスタントとカトリックの信徒が交代で使うだけでなく、数年前からはイスラム教徒も使うようになりました。他宗教が共に歩む

ためには、まずそれぞれの信徒が自分の信仰をよく知ることが必要です。

意識的に生きる

　人生の困難の中で苦しむ人々の相手となることがうまくいかなかったとしても、失敗や困難の中でも目標に向かい希望をもって歩み続ける人の助けになり得るでしょう。そのためには、誰かのまねではなく、自分の内面性を深め、心を満たすようなことは何かを知り、無為に日々を過ごさないよう意識的に生きることが大切です。

　困難の中にある人は、自分の目の前のことに敏感です。目の前の人が人生の経験者か、意識的に生きている人か、共に歩める人であるかを素早く感じ取る、ということを知っていなければ、そのような人の相手にはなれないのです。

　　　日々、意識的に生きる訓練は臨床パストラルケア／スピリ
　　チュアルケアにとって必須の条件である。

6 叫びに気づく

――私たちのチャレンジ・出番――

はじめに

「悲嘆の人と自らの心と魂を育む協力者の皆さまへ

チャレンジの多かった 2011 年最後の日にあたり、皆さまに感謝のことばを申し上げます。特に東北の震災と人災による苦難を背負っている方々、東北の皆さまとの連帯感をもって東北に出かけてご協力されている方々に『ありがとう』とお伝えしたいのです。

失ったことを元の通りにはできませんが、今の状況の中に居ながらも積極的に生きられる力と勇気をもつことができますよう、心から祈っています。

2012 年、いつ、どういうハプニングがあるかは誰にも分かりませんが、互いに心を合わせることはできます。『自分にしかできないこと』を活かすことは、社会や世界の心のリニューアルのために、なくてはならないことでしょう。ご自分なりに心と魂の大切さを社会と共有され、実りがありますよう願いつつ……」。

（2011 年末に当センター会員にメールで送ったメッセージ）

2011 年のお正月、きっと多くの人が「明けましておめでとう」という挨拶を交わしたことでしょう。しかしながら、希望した「明るさ」は 2 カ月ほどしか続きませんでした。3 月 11 日を境にして、少なくとも東北の人々にとっては明るい年ではなくなりました。きっと想像し得ない状況の中で、2012 年のお正月を迎えたことと思います。果たして、「明けましておめでとう」という挨拶を交わすことができたかどうか、私には分かりません。東北の人々が今どのように暮らしているか、というよりも、どのように生きているのか、いわばこの状況を生きる力とは何であるかを探り、たとえわずかでもそれを育んでいくことのお手伝いをしたいと、私は心から願っています。

叫びを聴き、それに応えること

一人の患者の訴え

ある日、私は、「患者の権利として、患者の立場に立ったケアという面からもパストラルケア（＝スピリチュアルケア[1]）を考えてほしい。……本来、病院は患者のためにあるべきものにもかかわらず、実際には医療関係者の利便のためになってしまっている。……私は、日本の病院の現状が治療や癒やしを与える場ではなく、病人をつくる場になっているのでは、と医師や看護師に訴えました」というメールを受け取りました。この方は、がんの大手術を体験しています。

この声はパストラルケアを行う私たちへの要望でもあり、自分の生き方を通して、医療界に心と魂の育成の大切さと有益性を訴えているのです。

医師の叫び

・自然科学の限界

2011 年 10 月、私は福島県立医科大学救命救急センターの若い医師に初めて会いました。そのときのことは強く印象に残っています。彼は全身をふるわせて、こう叫びました。「この状況は自然科学の限界だ。どうしよう……。私は哲学の勉強を始めました」。医師としての心、自分自身を生かしたいというスピリット（魂）の願いと叫びを、私は初めて聞きました。スピリットに生かされているスピリチュアル・ケアワーカーたちは、たとえわずかであっても彼を援助できるはずです。自らを生かすことのできるスピリットを今こそ

---

1 筆者としての解釈。

私たちが証明できる、と確信しました。

　ちなみに、同年秋、翌年度の臨床パストラル教育研究センター全国大会の講演を彼に依頼すると、「大会開催の時には福島のことは世間では、もう忘れられている」と言われ、私はショックを受けました。衝撃的な震災と人災による心の傷が、わずか1年余りで消えると思うのはグリーフ（哀しみ）の深さ＝心の痛みを理解していないのではないか、と私は感じました。

・患者のアフターケア

　この年の4月、私は札幌で、肝臓移植で著名な医師、藤堂 省 教
<ruby>授と出会いました。彼はアメリカのピッツバーグ（Pittsburg）大学で肝臓移植の教授として目覚ましい活動をし、その後、北海道大学に呼ばれて肝臓移植専門教授として活躍してきた方です。藤堂氏は、「アメリカでは肝臓のドナーとその家族およびレシーバー（移植を受ける人）へのアフターケアはチャプレンとしてスピリチュアル・ケアワーカーがしていました。日本にはこういう制度がない。臨床心理士が週に1回勤務することになりましたが、臨床パストラル・ケアワーカーが必要です。そのためにはまず、『医師のネットワーク』を作るべきです」と力強く訴えました。ここでも、私は自然科学の限界を痛感しました。

　自然科学の教育しか受けていない大半の医師は、心と魂の存在を認めにくい、というよりもその領域を体験していないために認識し得ないのです。少しでも体験している医師を見つけ出し、「医師のネットワーク」をつなげていくような呼びかけがどうしても必要です。パストラル・ケアワーカーを病院に導入するためには、一人でも多くの医師に働きかけることが今後の課題となります。

生きる力への叫び

・自死：周囲が気づけなかった叫び

震災後、仮設住宅に住む50代の妻は海に入水、親を震災で失った10代の男性は親の遺骨をもって海に飛び込んだ……。昨年10月から12月の3カ月の間に、40代の2人の男性の自死（2人とも身体的な病気はなかった）の知らせを聞きました。私が出張中の12月、東京の山手線では2回も人身事故があり、電車が止まりました。車内の電光掲示板には「人身事故」の文字が頻繁に流れますが、何の影響も受けていないかのような乗客の様子に、私は驚きました。もう慣れてしまっているのか……。自らの命を投げ出さざるを得なかった人の叫びに、誰か気づいた人がいたのでしょうか。

・教育：「生きる根本、命の源泉を考える／教え（られ）ない」
　　　私の叫び

2011年10月、私はある小学校で4〜6年生とその保護者を対象に講演しました。この小学校は少規模でアットホームな雰囲気でしたが、この小学生たちが進級する中学校は近隣区域から生徒が集まり大人数となるため、この環境の変化に子どもたちが対応できないのではないか、と懸念されていました。そのため、子どもたちにとって何か力になることを教えてほしいと依頼され、話をしたのでした。私は「あなたが大切（Only One）」をテーマに、「自分にしかできない」ことを書いてもらい、考えてもらいました。「命の源」について話すことは制限されていましたので、私は大いに悩みました。〈親に対する感謝〉について取り上げることはできても、母子（父子）家庭や親のいない子どももいるため簡単ではありませんでした（前もって尋ねると10人の母子家庭と母親のいない生徒がいました）。「命の源」は母親でも祖母や曾祖母でもありません。命自体は授けられたもの「プレゼント」であり、人間が造ったものでは

ないのです。しかしながら、こうしたことを公立小学校で教えることは難しく、すぐに宗教ではないかと警戒されてしまいます。そのため、子どもたちは生きるための根本的な事柄に触れることができず、生きるベースを知ることもできないのです。

　自死の多くの原因が「生命の源への理解不足」から生じるものではなくても、それが自死へ与える影響はきわめて重大なものであり、これこそが私の切なる悩みであり、叫びです。命の源、生きる力、生きる意味と目標は、人生の中心課題です。人はそれを意識し、生き方によって周囲に証しすることが大切なのです。日常において最も意義ある課題だと、私は心から思います。

叫びに対する応答

社会全体としての課題

　マスメディアは社会の価値観を反映しています。例えば、2011～2012年の年末年始のある新聞のトップページには次のような見出しが出ていました。

　　「ユーロ　一時100円割れ　～10年半ぶり再安価～」
　　「原子力安全委側に8500万円　2006～10年度24人、業界から寄付」

　このような経済に関する出来事は大切であっても、人生における心の叫び、いわば生きる源、人生の意味や目標への援助という点から見ると、これらは限られた価値しかありません。例えば、2011年、自死した有名人（作詞家、漫画家、会社社長、政治家、元プロ野球選手、ミュージシャンやアイドル・タレント）[2] は15人ということでしたが、おそらく、彼らにとって経済問題は中心課題ではな

2　http://ja.wikipedia.org/wiki/

かったと思います。人間にとって生きる上で必要不可欠なことを満たすためには、生きる源、生きる目的、生きる意味などを社会において意識化し、教育に反映させていくことが大切である、と私たちは訴えていかねばなりません。

スピリチュアル・ケアワーカーの課題

人は自分の人生をすべて希望どおりにかなえることはできません。まして地震や津波などの自然災害を人間が支配できるはずもなく、そのことは人を窮地に陥らせます。にもかかわらず、この無力さが人間社会の中心課題として取り扱われることはありませんでした。人間は無力であり、万能ではないという事実を認め、人生を積極的に（可能な範囲内で）生きるためにはどうすればよいのか。このことこそ経済問題よりも中心的な課題である、と理解すべきなのです。

ある元旦、新聞のトップページに「『リスク社会に生きる　迷いながら　去る人　残る人』、つまり『放射線への不安からドイツに逃げた親子と、故郷への思いを断ち切れず福島で暮らす人々。去るも残るもリスクを抱える。人々は迷い、ぶつかり、自らの道を探す』」という記事が載っていました。これは生きることはお金だけでは解決できない、という心の叫び、自分自身を生きることへの欲求を、まさしく表しています。リスクを生きるかどうかは、個人の選択の問題です。大自然の状況をただ理解するのであれば、自然科学の専門家の知識を聞いて、個々に判断を下せばよい。しかし、その時、聴く耳を持ち、共に考え、現実を正確に捉えるために相談できる仲間がいたならば……。その仲間とは、アドバイスをする〈先生〉ではなく、選択する過程で必要に応じて相手の自己決定を助けるような、スピリチュアル・ケアワーカーとしての存在がいたならば、どれほど心強いことでしょう。

そのスピリチュアル・ケアワーカー自身は、根本的な課題である、

生きる源、生きる意味とその目標を日々の生き方の中で常に追求する者でなくてはなりません。

何によって生き、
　　なぜ生き、
　　　　何に向かって生きているのか。

　これら三つの課題に対する答えを、スピリチュアル・ケアワーカー自身が、意識的に生きる中で得ようと努力する、その英知や知恵は人をケアするためのベースになります。その時、最終的には一人ひとりは自分の能力に応じてその三つの課題への答えを、自らの体験に基づいて得るほかはありません。しかしながら、その課題を追求する時、仲間の存在は大きな支えとなるはずです。もっとも、**学ぶこと、すなわち自分で考えること**は、他者への依存ではなく、独学すべきものであることを、忘れてはなりません。

7 NPO法人臨床パストラル
教育研究センターのビジョン

臨床パストラル教育研究センターのビジョン

相互に尊敬し合い、心身ともに成長すること

社会にスピリチュアルケアを提供するには、私たちが互いに尊敬し合うことが基本となります。そして、相互のタレントを認め合い、生かすことが大切です。例えば、誰もが患者訪問をできるとは限りません。しかし、患者訪問をできる人を援助し、励まし、肯定し、生かし合うことはできる。また、訪問できる人もそれを可能にしてくれる人に対して感謝して接することによって、当センターは多様性のある一つの有機体になります。当センターが社会において「生きるモデル」になることを目指したい。

癒やし主・イエス

当センターの中心思想である「癒やし主・イエス」は他者からの厳しい体験によって心が硬くなった者ではなく、他者を受け止めてゆるす者です。イエスはアイコンタクトによって、相手に「あなたには欠点があっても価値のある人間だ」ということを理解させることができました。これは癒やしです。

ちなみに何かの病気を治してもらった人が必ずしも癒やされてはおらず、逆に病気を患い、ハンディキャップがあっても癒やされた人がいることを理解すべきです。「病気を治してもらうこと」と「癒やされること」とは異なるのです。

このビジョンを踏まえてセンターの今後の活動

認定者の活動と生活の保証

　当センターにとって以前から重要な課題になっていることは、認定者の活動の場所を確保し、生活の保証が得られるように援助することです。認定者自らが得た資格を自発的に生かし、活動の場を見いだすように勧めると同時に、当センターとしても認定者が生きる場を獲得できるよう社会に働きかけることが重要です。この点について一つの意義ある動きとして、当センターが2011年に「日本スピリチュアルケア学会」の賛助会員になったことが挙げられます。当センターを含めた幾つかのスピリチュアルケア教育研修機関（組織）がスピリチュアル・ケアワーカーの資格認定制度について話し合い、学会を中心にして、ある程度日本での統一基準のようなものができないか、という議論が開始されました。これはただ認定制度だけに関わることではなく、今までは当センターがいわば単独で社会に対して働きかけていましたが、今後はスピリチュアルケア学会を中心に各機関が協力することによって、さらに社会への働きかけが強力なものになることが期待されます。

研修病院の増設

　現在、研修ができる病院施設は五つしかありません。したがって年間に開催できる研修会には限りがあるので、受け入れてくれる病院を増やすことが急務です。そのためには五日間の研修会が可能な病院ばかりではなく、研修生が単独で患者訪問することを許可してもらえる病院をも開拓していく必要があります。現在、いくつかの病院（鹿児島、札幌など）と交渉中です。

医師のネットワーク

　年頭所感でも触れたように、「スピリチュアルケアに関する医師のネットワーク」作りに取り組んでいます。現在の当センター会員である医師の方々のご協力を期待しています。

ホームページのリニューアル

　社会に対する当センターの窓口は私たち一人ひとりの会員であります。今後とも会員一人ひとりの社会への働きかけが重要なことに変わりはありません。しかし同時に、最近ホームページを通じての社会との関わりの重要性がきわめて増強してきたことも事実です。ホームページをより良いものにして、社会的に意義のある私たちの活動をさらに的確に伝えるべくリニューアルプロジェクトに取り組んでいます。ホームページに関するさまざまな意見を歓迎するとともに、リニューアルプロジェクトに協力してくれる会員を求めています。

心と魂のケアは、私たち会員一人ひとりの毎日の挨拶から。

8 命：自分の存在の基礎

──その再認識──

はじめに

　"A star is born"というタイトルの本を読みました。世界中のサッカーファンにとって、ポルトガルのクリスティアーノ・ロナウド選手の才能には不思議な魅力があります。しかし、このスターの誕生には危機があった。それは家庭環境が好ましくなかったため、母親は「ロナウドは望んでいない子どもだった」とこの本の中で述べています。父親はベテラン軍人でしたが、アルコール依存症でもあり、そのため母親は妊娠が分かったとき、子どもの誕生を望みませんでした。当時、ポルトガルでは堕胎は禁止されていたため、母親は何らかの方法で自ら子どもを堕胎しようとしたそうですが、「幸いにしてできなかった」と言います。現在、母親はロナウドが生きていることを喜び、試合中、息子がゴールを決められるよう緊張して見守っているそうです。ロナウドが生きていることは、現代においては不適切な法律と見なされている「堕胎を禁じる法律は子どもを守る」ということを証明しています。

命

　「命」をテーマにすることは「命とは何か」を明確にさせること。その点を以下で追究してみましょう。

命の源

　命は人間が創造したものではなく、与えられたものだと言えます。命とその源は、自然科学、特に生物学においての基本的な課題ですが、いまだ不明なものです。精神科学の哲学や神学／宗教学の中心課題は「命」とその源です。命は存在するものであっても、「命」の存在そのものは現在の生物学ではいまだ把握できていません。ひ

らめき／直感／着想によってある程度得られるものである、と仮定されていますが、それは信仰／宗教のベースとなるものであります。それを認めるかどうかは個々人の自由ですが、そこには個人の自己判断によるものよりも、伝統的な解釈を身に付けた結果ではないか、と私は考えるのです。私は両親からの教え（影響）により「命」のベースとしてイエス・キリストとその教えを身に付け、実際の生活体験を通して追求することを私の一生の課題だと確信しています。先に述べたロナウド選手のことを考えると、堕胎は「命そのものとはいったい何であるのか？」を問いかけています。その答えは何かの教えや伝統、哲学や宗教、法律でもなく、自分自身の思考や研究、体験に基づく判断によるものではないでしょうか。私にとって基本的なポイントは次のとおりです。

「命」とは

- 存在そのものであり、始めも終わりもない。
- 自然科学的な領域に属するものではない。
- 人間が支配できるものではない。
- 自分で希望し想像によって得たものではなく「自分に与えられたもの」である。
- 心身の健康、親・兄弟、国籍・国民、生活環境なども「与えられたもの」である。
- 命は「与えられたもの」であるから、
  命を「与えられたもの」として、意識的に取り扱う。
- 生きるとは他と「共に生きること」であり、社会の「適切なルール」を守る義務が生じる。それによって自己の自由には限界も生じる。
- 心身の成長に伴い「共に生きること」を学び、工夫し努力をする。同時に、自由意思をもち続けるために闘う。
- 自然を含む、自他の命が生きられる状況のために積極的に協力

し、大切に育む。

● 自然界において人間や他の生命がふさわしく生きられるために、自然科学と同様に精神科学、伝統や歴史、哲学や信仰（宗教）の研究を継続していく。

自分の命の特質

Only Once

　各々の命（人生）の特質は「一回のみ Only Once」「やり直しがきかない」もの。この事実を早い段階で認識できれば宝物を得たと言えましょう。若い頃は自分の能力、健康、時間などに制限がないように思い、自分に与えられているものを無駄遣いしがちです。「あの時、もう少し考えればよかった」という反省はこの事実を物語っています。私は、成績が良くなかった13歳の時に知った「どのようなことも賢明に行い、常に人生の終わりを意識しなさい」というラテン語のことわざに、今も現実を大切にする助けをもらっています。日々は過ぎ去り、同じチャンスは再び来ないからです。ちなみに、医学を含む自然科学は命を大切に育みながらも「Only Once」という（厳しい）事実そのものは変えられないということを知るべきです。

Only One

　同様に自分の命、その存在の特質は「Only One」ということです。自分と同じ人間は存在しません。それを保証するのは名前や生年月日ではなく「指紋」です。この特徴が現代の人間社会を混乱させているテロリストを確認し、犯人であることを示すための確実な助けとなっていることは皮肉なことです。「人間とは何か」を考えさせられます。

8　命：自分の存在の基礎

　Only Once と Only One の現実は、責任をもって意識的に生きることの大切さを気づかせてくれます。すなわち、自分の使命から生じてくる目標、それを果たすために自分に与えられている能力を知り、育むことはライフワークそのものです。自分の使命や目標を生きるためには、内面的な生き方が要求されます。慣れている思考や伝統、周囲のしきたりなどを鵜呑みにせず、自分で意識し、確認することが必要です。そのためには自分が「何のために生きているのか」を再確認することが手助けとなります。その方法として、Xの部分に自分の考えを入れて完成するようにお勧めします。次の文章を作ってみましょう。

　　私は＿＿＿＿X＿＿＿＿をするために生きる。（例：私は働くために生きる。）
　　私は生きるために＿＿＿＿X＿＿＿＿をする。（例：私は生きるために働く。）

　上の文では「生きること」は「手段」、下の文では「生きること」は「目標」です。
　日々、一生懸命に生きていても内面的な平安を感じられないとき、この作業をすることは意味があるでしょう。特に、人生の終わりに再確認できれば大きな助けになるはずです。私は司祭として、神と人のために全力を尽くしているつもりですが、自分の名誉や自分を大切にしてもらうために一生懸命にしたことも、思えば少なくありません。そのことを反省しています。奉仕職（親、教育者、宗教家、心のケアワーカー、医療関係者など）の場合、例えば「子どものために全力を尽くしたのに、少しも感謝してくれない」と思うことがあるかもしれません。そのようなとき、ありのままの自己に正直であればよいのです。もし自分が利己的であったことを反省した場合でも、そこに「人間として悪い」というような価値判断をせず、事実をありのまま冷静に受け取るとよいと思います。

73

寄り添うこと

　命の生き方には二つの典型的なタイプがあります。一つは「To do（〜をする）」タイプ、もう一つは「To be（〜である）」タイプ。現代社会では、To do タイプが圧倒的であると思われます。ところが寄り添う行為には To be タイプが望ましく、宗教家もまたそうでなければなりません。信仰・ひらめき・瞑想などは、主に To be タイプが望ましいのです。最近考えさせられていることですが、カトリックの宗教家（司祭）のベースは信仰です。信仰は自分の努力によって得たものではないからです。ところが、現代では宗教家自体が少なくなっているため、以前は二、三人で行っていたことも一人の仕事（To do）になってしまっています。したがって、司祭（宗教家）は自分自身の生き方、考え方を、常に再確認する必要が生じてきました。与えられた信仰を何のために使うかは、自己の人生の課題です。最近、一人の 50 代のカトリック司祭は仕事を辞めました。その理由は「共通理解が得られないという現実（信仰の少ない状態）に必要なことを反映せずに、現代社会の風土、スローガンに倣って信仰を育成し、育てなければならない、そのような任務を続けたくない」と思ったからです。信仰はどんなイベントによっても得られないからです。現代において、本当の意味での信仰は大多数の人々にアピールできていません。必要とされるのは内面性を育成する要素なのです。そのためには活動ではなく、瞑想できるような環境を提供することが望まれます。司祭はまず、自分自身が信仰者として生きることが大事であり、何かのスローガンを掲げ、生かすためのマネージャーではなく、自分自身（本人）でありたいのです。言い換えれば、To do ではなく信頼できる To be タイプであることは、司祭自身の優先課題になっているからです。それはスピリチュアルケアを追求しようとするための、基本的な人格の構成

要素にほかなりません。

不思議さを思うこと

　「命の不思議さ！」。五体満足であるときは意識しませんが、不自由になったときに自分のさまざまな身体機能に驚くことを、私たちは体験しています。手足の指の骨組みを何十年間も使っているのに「油を注ぐ」必要がないこと、目で色を識別すること、舌で味覚を区別できること、睡眠に入ること、などもよく考えるとあまりに不思議なことです。最近も、利き手ではない左手でできることや、足の指の機能についてあらためて驚いたことがあります。この原稿を書いている今は春ですが、春は命や生きることの不思議さを物語るときであり、花の多様さと満開の桜は私を驚かせてくれます。満開の桜の短い寿命、落ちた花びらが道を貴重なカーペットのように敷き詰めることにも驚きます。もし、雨によってそのカーペットが取り払われてしまったら「もったいない」と、思わず叫びたくなります。鳥は細い電線の上にバランスよく止まり、雨の滴はその一滴一滴がのり付けしていないのに窓に付いています。降り注ぐ雨の音には内面的な平安があります。ほんのわずかなコンクリートの隙間から草が芽生えてくること！　重い飛行機が空気に運ばれて飛ぶこと！　雲の流れ！　初めてコンピューターを使ったとき、文字が画面に現れ、それが離れたプリンターで印刷できたときのこと。それらのあらゆることに驚いたことを思い出します。そして、「万歳！」と叫び、手をたたいた瞬間を、私は忘れません。生きていることは、当たり前ではないのです。日々の中で不思議なことを味わうことは内面性、「To be」を豊かにしてくれます。そして、赤ちゃんこそ命の不思議さを豊富に語る宝物でしょう。

命と現代社会

　人生を生きることは、趣味や遊びではなく自分と共にあることの闘いであります。この社会も世界も、命が楽なものでなく厳しい現実であるということを、日々、私たちに考えさせます。

　現代社会は人間としてふさわしく生きることを、容易にはしてくれません。「引きこもり」は家にこもっているばかりでなく、道路や電車内などで携帯電話を使って自分の世界に引きこもっている人をも指しています。幼稚園児は一生懸命に挨拶を身に付ける訓練をするのに、習い覚えた挨拶を忘れている大人もまた、「引きこもり」と言えます。

　21世紀の世界では命を大切にし、共に人間らしく生きることが難しくなっています。2001年9月11日の、米ニューヨークで起きた同時多発テロから今日まで、経済的な面を含め、人間同士の憎しみ、殺りくは続いています。具体的には、2015年、世界では28件の戦争が行われ、武器の取り引きはエスカレートしています。難民の数は6,500万人以上に上っています。ユニセフによると難民の子どもたちは3,000万人（2015年現在）。最近ではフランスのパリとベルギーのブリュッセルにまで自爆テロは広がっています。そのため日本国内でも空港での警備は厳しくなっています。

　命はお金で買えませんし、技術では造れないにもかかわらず粗末に取り扱われていることに、常に気づくべきです。命はプレゼントでありながら、現代の世界においては粗末にされすぎています。中絶の問題にも目を向けるべきです。2014年度、この日本では人工妊娠中絶数（内閣府男女共同参画局、年齢階級別人工妊娠中絶件数及び実施率の推移）は18万1,905件（人の命を人工的に止めた！）。この「件」という表現は考えさせられます。人間は「件」で片付けられるものではなく、お金では買えない、技術では造ることができない尊い存

在だと認識すべきです。命の尊さを回復させる活動を絶やすべきで
はありません。欧米や日本などでは「Pro-life-movement」という
活動があります。「命のための国際的なパレード」や「人間の命は
妊娠初期から人生の最期まで尊重すべき〜祈りの夕べ〜」などの活
動があります。その中では「生命を尊重する」ことを強調していま
す。最初から人間であることの尊さ、つまり人間とは「人間になる
ように成長する者」ではなく、「妊娠したときから人間として成長
する者」なのである、ということです。

　　「『子どもが多すぎる』と言えるのか。
　これはまるで『花が多すぎる』と言うようなものです」。
　　　　　　　　　　　　　　　　　　　　マザー・テレサ

⑨ 希望をもたらす力

——それでも人生にイエスと言う——

人生は思うとおりにならないもの……。思うとおりにならない時、「それでも人生にイエス」と言ってやり続けるかどうかは、個々人の反省や判断に任されます。思ったとおりにならなかった時／ならない時、やり続けるための動機、力、励ましを得るためには、まずその目標を与えてくれた元（悟りやインスピレーションなど）を明確にすることが大切です。こうした行為は自分の心・霊・魂のセルフケアを具体化することにもなります。あることを実現させ、達成しようとする時、それは自分にとってどういう意義があるのか、もし意義があるのならば、それに対する努力、協力とは何であるのか……。ほんのわずかでも見つけようとすることは、自我の意識や自信を高め、確信をももたらしてくれます。同時に、自分のことを明確にした時に発見したコツなどは、人生を納得して（闘って）生きようとする人へ、必要に応じて参考として提供できるし、次の一歩を踏み出すための助けになるような機会ともなるはずです。

　何かの計画を達成するためには、多くの時間や能力、労力を必要とします。苦労、達成感、欲求不満などをもたらすかもしれないことを、やらなくてはならない単なる年中行事の一つと感じるならば、それに伴う苦労は受け入れ難いことでしょう。しかし、その計画を、納得できる人生のために少しでも有益なヒントや希望を生み出す意義あるものとして考えるならば、苦労に値するのではないでしょうか。心・霊・魂の力は日々の生活に意味や喜びを与え、忠実さを育む基であることを再確認させてもらえる場として、そのような計画の遂行を捉えたいものです。うまくいくかどうかではなく、その目的に対する意識化が中心課題なのです。

スピリチュアルケア ──信念 対 単純な運動──

　私たちが意義のある納得できる人生を送るためには、例えば五体

満足であったり、おいしい物を食べたり、心の躍るような楽しい出来事だけでは足りないはずです。そこには、忠実であること、約束を守ること、自他を育み生かすこと、助け合うこと、困難の中でも生き続けることなど、人間らしい生き方が求められます。そうであれば、心・霊・魂の存在とその重要性を意識し、それらを育むことこそが、人生で一番大切なことだと考えます。言い換えれば、心・霊・魂（スピリット）なくして、人間だとは言えないのです。日々の生活で問われている心・霊・魂の重要性を自信と確信をもって追求し、それを強く社会に訴える行為もスピリチュアルケアなのです（例えば、義務教育に対する心・霊・魂の育成など）。スピリチュアルケアは単純な活動ではなく、信念に基づく行動です。そのような意味で、スピリチュアルケア研究会、スピリチュアルケア学会、あるいは臨床パストラル教育研究センターの研修会などは、スピリチュアルケアをリニューアルする機会と言えるでしょう。

心・霊・魂の育成

　私はガンジーの生き方に思いをはせます。ガンジーの内面的な確信は「真理は勝つ」であり、彼は「真理」を一生追求した人です。人間の根本的な権利は自主決定権であり、「人間は誰かの奴隷（機械）ではない」、この真理がガンジーの信念を形成した要素にほかなりません。ガンジーによるイギリス支配からのインド独立活動は単なる運動ではなく、心・霊・魂に基づいている行為でした。テロや暴力によらず真理を追求することは、ガンジーの「非暴力」の土台とパワーそのものでした。

　ガンジーが真理を何によって（例：悟り、インスピレーション、教育）発見し、自己のモットーとしたのかは、私には分かりません。しかしながら、ガンジーの真理を追求する方法は、内面性の育成のヒントになります。

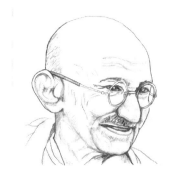
マハトマ・ガンジー

　ガンジーのカースト制度[1]に対する真理の実行（＝心）は、「アーシュラム」での共同生活で示されました。独立に向かって、さまざまな運動を起こす前に、まず「真理の光」を求めたのです。この内面的な光が燃え上がるまでは沈黙と断食のうちに日常を過ごし、真理の光が燃え出した時、運動に移しました。その時、運動に参加する人たちに「この運動のために命を懸けなければ、参加するな。もし血を流す必要があれば、それは私（たち）の血でなければならない」と述べました。ガンジーの運動は無意識の衝動や衝撃からではなく、内面性に基づいたものでした。ちなみに、現在のインド国内でその心（精神）が薄れていても、ガンジーの狙いと方法は、心・霊・魂のパワーを裏付けられる企てであった、と言えましょう。心の動きの原点を自ら意識し育成することは、確信をもって真理を追求するための援助となるのです。

日常での心・霊・魂の現れ

　人に対する態度には、自分自身の日常の心・霊・魂の生きている度合いが現れます。人を相手にするか、それとも物・機械（機能を果たすもの）として考えているかは、挨拶によって明らかにされます。挨拶とは「他人の存在を認めること」と定義しましょう。大勢

---

[1] カーストは古い起源をもつ制度である。現在は1950年に制定された憲法で全面禁止が明記されているものの、実際には人種差別的にインド社会に深く根付いている。

の人がいる所や通り過ぎる所では、あえて挨拶をしないことは普通であるかもしれませんが、人込みの中で、一人か二人にアイコンタクトやお辞儀ができないことはないと思います。人間関係は挨拶から始まります。日常の「こんにちは。お元気ですか？」「いいお天気ですね」「お変わりありませんか？」といったようなフレーズは、人と人が関わり合うきっかけとしてはよいでしょう。しかし、それらはあくまでも人間同士が真に出会うための出発点にすぎません。その後の会話が互いの関心事を表現します。そこで身体的健康（薬物、診察、検査）や食べ物、経済や社会に対する不満だけが話題の中心になれば、心・霊・魂の存在と、その健康を意識してはいないのでしょう。心・霊・魂が意識に上っているならば、自然にそのことが話題になるはずです。「梅の花」「桜が満開」「ひばりが鳴いている」「日が長くなった」といったような自然の営みを話題にすることも、人の心を伝えます。また、無言の出会いであっても、相手への尊敬や感謝は、心・霊・魂からの表現を通して（食事前後の合掌、人に対する態度や目つきなど）伝え合うことができるでしょう。

　「今日の目標」「困難を生きるコツ」「ご自分にとって心とは」「年を取ることをどう捉えていますか（人生観）」などの問いかけは、自分自身と相手との心・霊・魂を意識させ、内面的な生き方への援助になるのではないでしょうか。この時、注意を引くため、あるいは相手を試すために、このような問いかけをすることは不適切です。
　日常会話は個人の心・霊・魂に対する関心度合いや人間像を表していることが多いのです。

計画的でない現実

　この原稿を書きながら、新幹線で京都から九州に向かっていた時（2012 年 4 月 3 日）のことです。京都から 3 時間半、暴風の影響で

電車が広島で止まり、そこから進みませんでした（結果として広島で1泊した）。その時の「ご迷惑をおかけして申し訳ありません」と繰り返し謝る車内アナウンスに考えさせられてしまいました。というのは新幹線にも限界があり、それは人間の過失ではなく、自然に対する現在の限界であり、人間（JR）のせいではないことを明確に表現してほしかったのです。例えば、「私たち人間の支配が及ばない自然の力ですので、今の状況をできるだけスムーズに解決できるように皆さまのご協力をお願いします」というように伝えられないものでしょうか。人間が万能ではないことに気づかせてもらえるような現実の体験は、内面への刺激になると思うのです。

　人生が思うとおりにならないのは例外的なことではありません。変えられることもあれば、変えられないこともあります。この事実を消極的、運命論的に、仕方なく認めるのではなく、理性をもって認めることは心・霊・魂のパワーを要求し、そして、そのパワーの有無を明確にしてくれます。自然に対する態度は、場合によって社会制度に対する態度として要求される時もあります。現代のテロは、人間社会の成熟を、理性をもって目指すことの困難さ、無力さを示している場合が多いと思われます。というのは、人間に考える自由がある限り、皆が同じ考え方をもっていないのは当然で、この事実は家庭内の親子関係でも実感できると思います。国会での議論、外交交渉や国連での議論の様子などは調べるまでもなく、明らかなことであり、こうした現実問題においてこそ、心・霊・魂のパワーの結集が急を要するのです。

現実の改善に先立つ思考の改善

　以上、述べてきたように、運命論（仕方がない）や暴力・テロは理想的な生き方を生み出しません。また暴風などにより電車が遅延

することで鉄道会社を攻撃するのはナンセンスです。そして、家族
や人間社会を変えようと努力すれば、理性に基づく計画・プランが
不可欠な条件になるでしょう。

　長年にわたって続くアフガニスタン戦争はそれを物語っていま
す。アフガニスタン問題は経済の問題より心・霊・魂、つまり信条
と宗教に基づいた価値観の問題です。2002年10月7日に始まった
戦争は2001年9月11日のニューヨーク・ワールドトレードセン
ターへの攻撃に対する反応でした。当時、タリバン政権下でのアフ
ガニスタンはアル・カイダのベースとして考えられており、アメリ
カはタリバン政権を民主主義の諸原理と交換する計画でしたが、今
ではそれは間違った推測であったと言えます。アル・カイダやタリ
バンの目指す世界は、経済的繁栄システムやリベラルイスラム教国
家ではなく、原理主義イスラム教国家を理想としているようです。
アフガン戦争の中心課題は国の経済機構、有機的組織ではなく、信
仰（宗教）、つまり心・霊・魂のもの（健康）であるのです。

　ちなみに、現代の欧米諸国や日本はアフガニスタンと正反対のよ
うに思われます。多くの国々では内面的な健康よりも、国の経済を
優先しているのではないでしょうか。

　現実の改善を目指しているのならば、理性による計画こそが必要
です。その計画は内面性にウエイトをおけば、スムーズに実現でき
なくても将来性があります。今、ミャンマーのアウン・サン・スー・
チー氏のことを思い出します。本人は1990年の選挙で勝利してか
ら15年間自宅軟禁され、2012年4月1日の国会補欠選挙で野党・
国民民主連盟が圧勝。「1962年以降、国軍中心の支配が続く祖国に
民衆主義を打ち立てたいと願う」とスー・チー氏は言いました。そ
れは信念の強さの表れにほかなりません。「自分の人生を犠牲にし
て私たちのために尽くしている。だから私たちも応えなければなら
ない」とスー・チー氏を支持する人々はその思いに続いています。

スピリチュアルケアへの各人の信念

　誰かの意見や思考を述べるのではなく、心・霊・魂のケアに関する自己の信念をもって生きることこそ、望ましいことです。心・霊・魂のケアの必要性、育成や普及は WHO の宣言によるものではなく、各人の純粋な確信に基づいているものであってほしいと願っています。心・霊・魂の育成とそのケアは（ホスピス運動を含めて）何かの運動ではなく、人間の存在になくてはならない要素であり、その育成とケアのために苦労があるのは当然のことでしょう。善いものを追求するならば、必ずや困難や反対に直面するものです。このことは人生を意識的に歩めば、おのずと分かってくることと思います。困難に出遭ったときに「それでも人生にイエスと言う」ことこそ、生きている心・霊・魂を反映している姿だと思うのです。

　　「『幸福は計画どおりに与えられるもの』と思えば、人生に失望する。思うとおりでない人生だからこそ、力が生まれ、それによって生き続けられる」。

ウァルデマール・キッペス

10 内面的な力

——制限はあるが、無力ではない——

現実とは時に、理想的なことばかりではありません。また自分自身の状態も理想的とは言えません。しかしながら、生きること、しかも誰かと共に生きることは、まさに人生の真の目的と言えるでしょう。その実現にはまず自ら始めることです。自分が生きる意味や目標、誰かと共に生きることのできる理想的な社会のイメージを持って行動すること。もし自分の希望どおりにいかない時、さまざまな理由をつけ、批判や不平の中で日々を過ごすのでしょうか。自分自身の内面性を生かし、時に病むことのある人間同士の心構えを育むことを大切にして、日々を生きていきたいものです。

現代社会の懸念

　現代社会の理想は、独立と自立、すなわち他人に依存せずに生活することにあります。言い換えれば、自立への憧れは「人間が相対的な関係において生きざるを得ないこと」の表れでもあります。この自立についての絶対的な、すなわち孤立にもつながる可能性のある解釈を「認知症の時代」と言われる現代の高齢化社会に当てはめるならば、人間社会や人間性の崩壊につながるように思います。

「ケア」とは「共に生きる」こと

　デンマーク人の思想家で哲学者のセーレン・オービエ・キェルケゴール（Sören Aabye Kierkegaard）は言いました。「ヘルパーの手助けは、まず援助を必要とする人の前にひざまずくことから始めるべきです。本物の援助は、支配することではなく仕えること、手をかすことは権利ではなく忍耐の訓練を必要とします。手助けすることは自分も完璧な人間ではないことを知った上で、相手が理解していない、悟っていないことを認める心構えを持つことです」。
　他人からの助けを必要とする人との関わりには、プレゼントの要

10　内面的な力

素が含まれています。ある精神科病院に勤めるチャプレンは「毎日
プレゼントをもらって家に帰る」と言っていましたが、この言葉に
（8時間もの仕事は非常に疲れるのではないか？）と想像した私に
は驚きでした。このチャプレンにとって人との関わりは、仕事とい
うよりも相手を尊重し、人間同士として共に生きる出会いなのでは
ないだろうかと思います。

人間は変わることができる

　かつてローマ・カトリック信徒12億人の代表者であったベネディ
クト16世（名誉教皇）は、「年齢（当時85歳）と身体的な力の減
少により任務を十分に果たすことができないため引退します」と発
表しました。日本には人口比の0.35％しかカトリック信徒がいない
にもかかわらず、この発表後、ローマ教皇に関していろいろ報道さ
れました。その理由は宗教や信仰への関心からではなく、教皇が引
退するのは1415年（グレゴリオ12世[1]）以後、約600年ぶりとい
う歴史的な出来事への関心からでしょう。

　新たに選出された当時76歳のローマ教皇フランシスコは特別の
存在と思われるような赤い靴やケープを使わず、人々と抱き合いキ
スし、気さくな言葉で話しかけ、通常聖ペトロ大聖堂で行う礼拝を
ローマの小さな教会などで行い、今までの伝統と習慣を変えていき
ました。

　これらの出来事は、たとえ人間が歳をとり身体的に衰えても、内
面的な力を生かし、何百年間の伝統や習慣を変えることができる証

---

[1] 1294年、自由意志によるローマ教皇として引退したツェレスティネ
5世（Celestine V）に次いで、719年ぶりに自由意志によって生前退位
し、名誉教皇となった。生前退位したグレゴリオ12世は自由意志では
なかった。

89

拠と言えます。社会体制や状況に対して仕方がないと憂うのではな
く、改善できる、成長できる、という希望をもって小さな事から始
めてみるとよいのではないか、と思います。

「信仰なしには生きられません」

　生きるために必要な物質的な基盤も重要なのは確かですが、困難
に出遭った時には内面に宿る力が助けとなります。現在87歳にな
る私の姉の一人、エリカ（Erika）は小さい頃から幾つもの病を患っ
てきました。それは1944年2月、姉にとって高校卒業試験4週間
前のことでした。[2] ドイツの学校では宗教は必修科目でしたが、宗
教を否定したナチスドイツの時代には宗教からの影響を排除するた
めに「世界観」という必修科目が加えられていました（「世界観」
と言いながら宗教を否定するナチ・イデオロギーを強化するのが目
的でした）。校長は生徒に「世界観と宗教教育の両方を受けてもよい」
と発表しましたが、その2週間後には「世界観しか受けられません」
と訂正しました。その時、姉は手を挙げ「校長先生、両方とも受け
られるとおっしゃったではないですか」と言いました。すると校長
は怒り、「あなたは退学です」と言い、姉は教室から退出させられ
てしまいました。[3] 高校卒業50周年の同窓会でクラスメートが「エ
リカ、その時のことを覚えていますか？」と声をかけてきました。
一人暮らしの姉は確信をもって、「ええ。私は自分の信仰なしには
生きられません」と答えたと言います。このエピソードは、今でも

2　ドイツでは高校卒業試験は日本の大学入学試験と同じで、それができ
　たら、どこの大学や学部にも入れる資格を獲得する。現代は違っており、
　この試験の成績1～6によって受験する学問が決定する。例：医学部
　の場合は1～1・5の成績がなければ入学できない。
3　その後、理由は分からないが、「卒業試験を受けてよい」と校長先生
　から告げられた。

私の心に響いています。

意志の力

カリフォルニアの Franky Carrillo は 16 歳の時、殺人犯として有罪判決を下され、30 年の刑を宣告されました。のちに目撃者の偽証が認められ、彼は 20 年ぶりに釈放されました。彼は今、大学生になった息子（赤ちゃんの頃の記憶しかない）との関係を築きながら新しい人生を送っています。彼は「どうして憤慨し怒り狂っていないのか、どうしてそんなに明るいのですか」と聞かれ、答えました。「憤慨し怒り狂うなら天地（world）と私は敵対してしまうだろう」「私は自由になり、自分の意見を聞いてもらえるという夢をいつも持ち続けてきた。人間の意志は無限なのです」と。[4]

27 年間も刑務所に収容されていた南アフリカのネルソン・マンデラ、強制収容所での日々を生き抜いたヴィクトール・フランクル、無抵抗を貫いたインドのマハトマ・ガンジーなど、みな厳しい状況を生き抜きつつも明るさを失いませんでした。マンデラはきちんとした身なりをして、たとえ強制労働であっても自分のペースで働きました。フランクルはガラスを使って毎日ひげを剃り、自分を待っていてくれる人がいるという確信と希望を絶やしませんでした。ガンジーは断食と静けさによって「真理は勝つ」というモットーを持ち続けました。これらのことは、彼らが過酷な状況の中でも独学し、育んだ内面的なパワーの現れと実践の証しと言えるでしょう。

4　2013 年 4 月 1 日、BBC。

互いに励まし合うこと
　——反応によって生きられる／生かせる——

　最近のことです。ある幼稚園の園長をしている方が、「一週間という短い期間の研修に参加させていただき、そこで学んだ〈聴くこと〉が今、非常に役に立っています。卒園式の時、同僚から『よく聴いてくださることに感謝しています』と言われました」と伝えてくださいました。また別の方からは、「15年前に臨床パストラルケアで学んだことは今も生きています」とも言われました。園長先生に対する職員の反応や、研修によって生かされたと伝えてくださったことは、わずかなことでも、お互いの励みになっていると思われます。

　また、突然、重い病気になったひとりの娘さんの母親から「〈病人の娘〉ではなく、〈病気を持っている娘〉を相手にすることにより、良い関わりができています」と伝えられました。私は研修を体験した方々からの明確なフィードバックに喜び、私自身が生かされました。

イニシアティブ

　東京のあるカトリック教会からヒントを受け、私は入院時の連絡カードを作成してみました。入院した時、薬物や手術による治療だけではなく、心と魂への配慮を願うために提示するカードで、ある人からポジティブなフィードバックをいただき、当センターのホームページや広報誌にも掲載しました。

　2013年1月、カトリック教会の中央協議会宛てに「医療施設においてカトリック信徒が信仰援助（司牧）を受ける権利について」と題した文書を出しました。その趣旨は以下のとおりです。

10　内面的な力

　なお、これはカトリックに関することを例として述べています
が、カトリックを他の信教や信条に置き換えても当てはまること
で、信教の自由全般に関することです。どのような医療施設であっ
ても、患者本人が望めばスピリチュアルケアが受けられるように
なってほしい、との願いであり、提案であります。
　１．カトリック信徒が医療施設において、特に命に関わるような
　　　重篤な状態にある時、カトリック教会からの援助を受けられる
　　　よう「カトリック信徒証明書」を身に付けるように勧めること。
　２．公にカトリック司祭（宗教家）の公私立医療施設訪問許可
　　　を正式に願うこと。同時にカトリック司祭は公私立医療施設訪
　　　問のための基本的な教育、訓練（例：臨床パストラルケア）を
　　　受ける制度の導入など……。

　それに対する返事は、次のとおりです。
　　　──カトリック信徒が入院する場合、司牧援助を受けられる
　　　ような証明書や一般の医療施設において訪問許可を正式に願う
　　　などの行為を行ってしまうことは、かえって公私立医療施設と
　　　の関係を悪化させ、病者に対しても司牧を行いにくくなる状況
　　　となり得る……。

　私の提案に対して賛同は得られませんでした。このように、多く
の場合、なかなか希望どおりにはなりません。しかし現実は、現状
にとどまるだけではなく変化していくものでもあります。可能性を
秘めた現在から希望が生まれ、道は開かれていくと、私は信じてい
ます。

　　うまくいかなくても、やってみよう。

93

11 社会のニーズ

——心ある人が求められている——

ある出来事で感じた心の癒やし

　2012年12月、東京の聖母病院での研修会を終え、滞在先のホテルに戻ったところ、財布がないことに気がつきました。すぐにタクシーで研修会場に戻りましたが、鍵がないため苦労し、会場に入っても財布を見つけることができませんでした。そこで再びタクシーでホテルに向かう車中で思いめぐらし、今度は立ち寄ったコンビニエンスストアに行き確認しましたが、そこにもありませんでした。途方に暮れて歩いていると、若い警察官が私を追いかけてきて、「何か落とし物をしませんでしたか？」と声を掛けてきました。私は「はい。財布を落としました」と答えると、その警察官は私の財布を差し出しました。「少し前に、ある方が歩道に落ちていた財布を見つけて届けてくれた」ということです。その方は「お礼は要らない」と、自分の名前を告げずに立ち去ったそうです。その後、中身を確認した警察官は目の前を通りかかった私の顔と身分証明書の写真が似ていると思い、声を掛けてくれたのでした。私は大変な驚きと感謝を覚えました。そして、財布を見つけてくれた方はもちろん、その後の小さな偶然（タクシーがコンビニエンスストアの手前で停車したこと、警察官が私の顔を覚えていてくれたこと）に不思議なつながりを感じました。

　夕暮れ時、人通りの多い場所で財布を拾い、それを届けた心ある方に感謝し、同時に日本のイメージ改善にもなったことに感謝しました。

　時間外に会場に入れてくれた方々の親切心、財布（現金、クレジットカード、外国人登録証、運転免許証）を見つけて届けてくれた方の誠意と思いやり、警察官の観察眼は、私に対する心のケアそのものでした。

心の要求 ——クリスマスと初詣——

　クリスチャンでない人にとって、クリスマスとはイエス・キリストとその誕生を記念する日というよりは、家族や友人、人間同士の絆を再確認する日かもしれません。正月の神社への初詣は、日本人の心の要求に応えるもののように思えます。そして、初詣は自分自身のルーツと神聖な絆を感じる行為かもしれません。日本人にとって、クリスマスの本質とは皆で楽しむという心理であり、正月の本質と言える一年のスタートである初詣は、内面的なスピリチュアルの要素、心のエンパワーメント（潜在能力を引き出し湧きださせる）として考えられます。

　元旦の早朝に見たインターネットのニュースによると、初詣の人出が全国で最も多い東京の明治神宮では、日付が変わる数時間前から大勢の人たちで参道に長い列ができたと言います。家族4人で参拝に来たという中学1年生の男子は、「今年はいい出会いがあることを願っている。しっかり勉強していい成績をとって親孝行をしたい」、また、64歳の男性は「先が見えない世の中なのでとにかく動いてみて、何かをやってみたい。前進あるのみです」と話していました。

　2013年になってから会った知人たちに、私は「初詣に行ったかどうか」「初詣で感じたことや心境の変化は」などを尋ねてみました。

1．初詣は、いつも家族みんなで行くことにしている。前の年に家族の中でうまくいかないことがあったとしても、初詣の瞬間、お互いのことを思いやれる時間を共有していることに気づく。心が〈しん〉とする瞬間がある。（女性）
2．基本的には初詣には行かない。行くとすれば、何かを得ようとして行くのではなく、行こうという気持ち、またはどうい

う気持ちで行くのかが大事。ちなみに、おみくじもどんな結果であれ、どう受け取るかだと思う。（男性）

3．新鮮な気持ちになれた。家族の健康を願った。（女性）

4．少し気が晴れやかになる。今年も一年頑張るか！という気持ちになった。（女性）

5．ホコリが払われて清められたような気がする。（男性）

6．自分にとってよりどころ。行く前と後では気持ちが全然違う。（女性）

これらの回答から、初詣は浄化（心の中を清める）——カタルシス、または心のリニューアルによって自分を生かすもの（家族や健康）とのつながりを再確認する／させてもらえる時であると思いました。人々が初詣で願うことは、身体的、心理的な要求よりも、心の中から自然に湧いてくることのようです。

自分にとって臨床パストラルケアとは

多くの人にとって、初詣は心の一新を体験させてくれるようです。初詣によって心の存在とそのニーズ、命の起源に対する感謝および生きる意味、つまりはスピリチュアルな事柄を多少なりとも感じるようです。年の始めに神前に願う健康は病院に通いながら願う健康とはニュアンスが異なっており、生きる意味、使命（vocation）、具体的な役目（mission）とそれに伴う未来像、ビジョンなどが念頭に浮かびます。そこで年始には、あらためて「自分にとって臨床パストラルケアとはいかなるものか？」を考える機会にしていただきたいと願います。

「あなたはなぜ臨床パストラルケアを追求しているのですか」と尋ねられたら、どう応答しますか。例えば私なら、「私は人間とし

て、身体、心理（精神）だけの単純な存在ではありません。私を生かすもの、縛るものはこれらの要素だけではなく、また、私の生きる目標は身体や心理のみから生じるものではありません。私にとって生きる目標は、考えた結果である以上に与えられたものです。それはどこから与えられたかというと、私がこれまで信じてきたイエス・キリストからです。一人ひとりの存在に目標と使命があることを信じます。生きる目標の起因は人それぞれです。これらを尊重し、各自が目標に向かって生きるために必要な援助を提供することが、私にとって臨床パストラルケアの目的と意義です。『人間には命を活かすスピリット（パワー）が内在している』、これが臨床パストラルケアの根幹であり存在理由です」。皆さんもご自分で答えてみてください。

日々、心のケアを必要としている人がいる

　臨床パストラルケアの現場は病院だけではありません。心のケアは日々、さまざまな場面で要求されています。私は心のケアを必要とされる次のような例に出会いました。ある方からメールが届いたのです。

- 「死にたい。もう限界です。この先、どうしたらよいかまったく分からない。……力尽きました。この先、生きていく道はあるのでしょうか？　あったら教えてください。もう自力では、一歩も前へ進めません。死にたい」。

　また、ある母親からは次のような電話がありました。

- 「私は非常に悲しんでいます……。なぜなら、3人いる子どもとのコミュニケーションが全然ないのです」。

　この母親は娘さんに「クリスマスだから、これを機に関係を新たにしましょう」と提案し、こう言いました。「あなたはキリスト信

者ですから、私を許してください」と。それに対して、娘さんは「謝らなければ許しません」と返事をしました。後日、母親は手紙で謝りましたが、それを読んだ娘さんは「反省が足りない」と返事をしました。娘さんと和解できない母親は、非常に悲しんでいました。こうした状態を変えることはできませんが、関心をもって彼女の言葉に耳を傾けることはできます。

　人間は生きる力と目的を必要とし、自分を認め、理解し、許してもらうこと、つまり心を励まされ、癒やされるスピリチュアルケアを願っています。内面的なケア＝相手を生かすことは、医療の現場だけではなく、日常において必要とされ、日々実践可能な行為です。そして、日常でのスピリチュアルケアの実践は、患者訪問、特に重病者との出会いにおいて、心の力を呼び起こし、内面的な援助へとつながるでしょう。

センター会員と心のケアを目指している皆さまに

　以下はメールとツイッターで送ったメッセージです。

　新年を迎えるにあたり、皆さまにご挨拶を申し上げます。そして、皆さまにお願いがあります。皆さまが心のケアの大切さを感じ、それを育むことに力を注いでくださっていることに感謝しています。

　年始のこの時期にあらためて心を合わせたいのです。今年は昨年と同様なものではありません。良い方に変わる／変えられるチャンスとチャレンジを含む新しい出発です。出発に際して、例えば、政

治に対して「どうせ変わらないだろう」という悲観的な心は、自分自身や周囲を悪化させる起因になりやすいものです。彼らへの私たち皆の心からの応援と援助が必要です。

臨床パストラルケア＝スピリチュアルケアを公で理解してもらえなくても、私たち一人ひとりが前向きな心・信念をもち続けるならば、私たちをはじめ、周囲も少しずつ良い方向に変わっていくにちがいありません。〈社会は、必要とする人の声を聞いてくれる耳、信頼と尊敬をもって見つめる目、知らない人であっても助けを求める人に自発的に手を差し出す人〉を必要としています。それは社会をグレードアップさせる尊い力です。臨床パストラルケアは日々、多くの場所で求められています。

今年も一年、皆さまと力を合わせて歩めますように願っています。

活動中プラス思考を保つこと

うまくいかない時、理解してもらえない時にはネガティブな考え方や行動になりやすいものです。その傾向を自分自身で意識することが大切です。日常会話で自他を滅ぼしそうな言葉を挙げると、次のような事例があります。

「運が悪かった」「無理」「できません」「どうせ……」「生まれつき（DNA）」「仕方がない」「大変ですね」「もう年だから」「頑張りなさい」「我慢しなさい」「忘れたほうが良い」「一生懸命やればできる」「世の中はこういうものです」「あなただけじゃない」など。[1]

冒頭に示した私の年始メールに対して、一人の会員から届いた返事をここに紹介したいと思います。

---

1 ウァルデマール・キッペス著『心の力を活かすスピリチュアルケア』（弓箭書院、2012 年、82 頁）。

件名：「メールに元気をもらいました」。

　……メールに元気をもらいました。新しい年になっても、周りは難しい問題がいっぱいで、自分の力は小さく、諦めの心が広がっていました。でも……メールを読ませていただき、臨床パストラル・カウンセラーに資格認定していただいた者としての責任を思い出しました。どんなに自分の力が小さくても諦めず、この新しい年に自分の心の深みに耳を傾けながら、一歩一歩真実に歩んでいきたいです。どうぞよろしくお願いいたします。

チャンスとチャレンジに生きよう

　「今」という時に、訪れてくるチャンスは一度きりです。今日という日は二度とは来ません。難しい事柄から逃げようとすれば弱くなってしまいます。スポーツにたとえるならば、自分やチームが強くなり、上に行けば行くほど相手も強くなっていき、相手が強くなることでさらに鍛えられる、という感じです。臨床パストラルケア＝スピリチュアルケアは自分自身を強めるとともに、自分自身として生きるチャンスとチャレンジでもあるのです。

　　　　自他の内面性を生かすために生きることは尊い。

12 ヒトの尊さの再発見

——自己のスピリチュアルケア——

この文章を書いている頃、ブラジルではサッカーのワールドカップが開催されていました。6歳からサッカーをやってきた私はサッカーへの関心が強いどころか、サッカー依存症になっています。10年以上前から、試合の結果ではなく選手の技術に関心を向けようとしていますが、やはり結果に気を取られ、インターネットなどですぐに試合結果を調べてしまいます。このように、気になることに意識が行ってしまう私が、選手に対して「目標（試合）だけに全力を尽くしてください」とは言えませんが、私が「試合だけに集中するコツを教えてほしい」と願うことによってサッカーそのもの、そして選手たちと真に出会えることになるのだと思います。一方、この期間、ウクライナ・シリア・イラク・イスラエルという、分裂、内戦を繰り返している国々への関心は薄らいでいました。

スピリチュアルな人間（そうありたい人間）として、私は何を求めているのでしょう。

人生には目標と、その目標に向かう力、それに集中するための心の落ち着きが必要なのだと実感します。

現代の社会

現代の近代的、科学的な日本社会においては、霊的、あるいはスピリチュアルな見方や考え方が生かされていないように思えます。ここ20年近く、毎日およそ80人もの人々が自死し、日々3,000人が人生を終えています（1990～2010年頃）。この人々には心やスピリットへのケアはほとんどなされていません。それどころか、その必要性は医療界だけではなく、一般の人々の意識にもあまり上っていないようです。学校教育においても人間としての生きる意味、その発見や追求は中心的な課題とされず、困難や病気のもつ本当の意味、最後まで生き抜くためのコツや能力の発見、その育成も研究すべき課題とはされていません。

12　ヒトの尊さの再発見

　現代の教育では、経済的、物理的に満たされる職業に就くこと
が重要な問題となっています。解決できない困難や病、ハンディ
キャップなどを抱えて生きること、その意味や意義はほとんど取り
扱われず、学校教育は解決できる（答えのある）問題は扱うものの、
実際、人生には解決のできない事柄が満ちあふれているのです。地
震や津波のような災害、生まれつきのハンディキャップ、そして死
は解決のできない事柄です。それらの困難から意味を見いだして生
きることは容易ではなく、個々の全力（全身全霊）を生かすことが求
められています。そのためには、大和の言葉「ヒト」、〈「ヒ」＝日・
霊／スピリット＋「ト」＝ところであること〉を再認識し、的確に
育成することは喫緊の課題と言えます。スピリチュアルケアは、ま
さしくこのニーズに応えるものです。

意識的に生きる

　何かを見たとき、その存在の背後にあるビジョンや希望、インス
ピレーション、苦労、忍耐などが見えてくることがあります。例え
ば、例年開催されている日本臨床パストラルケア研究会の一般演題
発表についてですが、発表者の生きることに対する考え方、感じ方
に触れると、「なぜ発表者はこういう問題、課題に対して関心をも
ち、エネルギーと時間を費やしたのだろうか」と考えさせられます。
そのことに意識を向けることは、とても大切なことだと思います。
　目標をもち、それに向かって内面から真っすぐに向き合い、受動
的でありながらも能動的である姿勢（することとさせてもらうこと、
その両方のバランス）を保つこと。内面的に受け取っているもの、
与えられているものを育てることは自分自身への責任でもあります。
実行・体験・身に付けたことなどを、時に確認していくことが大切
になります。スピリチュアリティの理念をしっかりと認識している
ことも重要です。そして、スピリチュアルケアの可能性を信じ、自

105

分自身がスピリチュアルなマインドをもつことが大事なのです。

医療におけるスピリチュアリティの重要性

　かつて、医療における霊／スピリットの大切さ、その必要性とその実践の仕方について講演していただくために、ドイツからE・フリック（Frick）博士をお招きしました。フリック博士は精神科医、精神分析家、カトリックの司祭であるとともに、ミュンヘンのルートヴィヒ・マクシミリアン大学（LMU[1]）緩和ケア科の教授でもあります。その講演を聞いて、私は次のように考えました。

自己のスピリチュアリティの理解

　患者が、どの程度自己のスピリチュアリティを重要視しているかを知るためには、まず自分自身のスピリチュアリティを把握する必要があります。患者に尋ねる前に、医師自身がスピリチュアルとは何であるかを理解していることが必須です。スピリチュアルという言葉は、今の日本ではテレビや書籍などで伝えるものから、お寺や禅仏教に至るまで、幅広いものがあります。

　医師や看護師を志す人は職業に就く前に式典があり、医師はヒポクラテスの誓いを、看護学生はナイチンゲールの誓いを立てます。

---

[1] LMU は 1472 年に創立され、現在、18 学部に 700 人の教官を擁する学生数 44,000 人の総合大学である。学部には、カトリック神学部、プロテスタント神学部、法学部をはじめ、医学部、自然科学部などがある。ノーベル賞受賞者は 40 人いる。2000 年頃に緩和ケア科ができ、現在その中に 4 つの講座がある。：成人のがん講座、幼児のがん講座、心理／社会的ケア講座および 2010 年、フリック博士はドイツで初めて設立された「医療とスピリチュアリティ講座」に呼ばれた。

私はこのような式典のとき、例えば、ある看護学生が神を信じていないのであれば、「われはここに集いたる人々の前に厳かに神に誓わん」という言葉を使わないほうがよいと考えます。本人にとって実感のないものを出発の時点で誓うことは、それが偽物であるというよりも、自らの倫理に反するからです。私は教え子から結婚式の司式を頼まれたとき、決まり文句の誓いではなく、自分たちが誓うことのできる言葉を考えてもらい、それを使うようにしています。そのためには、自分と相手の長所を明確にし、二人で分かち合うように勧めます。なぜならば、最初から自分にも相手にもないものを要求しないためです。また、お互いに自分の価値観を明確にすることも勧めています。例えば、食事を静かに取りたい人と賑やかに取りたい人が、同じ食卓を囲むことは難しいからです。

　このように考えると、医師にとって患者は何者なのでしょうか？医師が診察するとき、病気自体を見るのか、それとも病気を抱える一人の患者その人を見るのかによって、大きな違いが生まれるでしょう。（例：入院する患者を立って迎える姿勢は、一人の人間として、大切にしていると感じます）。

スピリチュアルな痛み

　スピリチュアルな痛みとは、二つの幻想が崩壊した結果から生まれます。その一つは、自分自身をコントロールできているという幻想（例：過去のつらい体験は克服できている）であり、もう一つは、周りの人間関係をもコントロールできているという幻想（例：職場の同僚と信頼関係を築いている）です。しかしながら、これらのコントロールが幻想だったと知ると、新しい視野が広がります。患者であれば、自分の内面的な事柄に対する気づき、医療従事者であれば、完治させることだけが医療のすべてではないという気づきを、得られるかもしれません。

人間関係は熟練ではなく、神秘である

　日常の挨拶、人との出会い、神社やお寺、お墓の前で頭を下げることは、習慣と言えます。その行為は人間、お寺、お墓などは自分が完全に理解、支配できる「もの」ではなく、それ以上の不思議な「存在」だということを自然に表しています。古代ギリシャ文化において、病気には二つのシンボルがありました。人間が掌握できる部分は医師ヒポクラテスであり、それ以上は神アスクレピオス、と考えられていました。

　人間が司れることもあれば、できないこともあります。例えば、自分の誕生、性別、家族や祖先、国籍、寿命の長さなどが決まるのは神秘です。また、自分と気が合い、共に人生を送ることのできる相手であると確信しながら、結婚しても別れてしまうことは例外ではありません。自分も相手も将来どうなっていくかは計り知れないからです。相手に頭を下げることは単純な習慣ではなく、神秘に対する尊敬であると同時に、ときには実存的な（厳しい）事実であることを、医療の現場においても忘れないようにしたいものです。

　自分と人との良い関係は、ある種の技術のように熟練すれば出来上がるというものではなく、神秘として尊敬すべきことであることを意識させることこそ、スピリチュアルケアだと言えるでしょう。

スピリチュアリティ、および信仰（宗教）

日本の状況

　ある調査によると、「日本人の76％はいかなる宗教も信じないが、94％は祖先を深く尊敬しているし、56％は人間を超越している何かがあると感じ、特定な宗教団体との距離を置きながらも、神や人間

の理解を超えた力を尊敬する心をもっている」と言います。

・「スピリチュアリティ」と信仰（宗教）は、同じものではない

　スピリチュアリティとは、人生の意味や目標、生と死、喜びと苦しみ、成功と不成功、安心や不安など、人生そのものについて考え、それらを自分なりに理解し、責任をもち、意識的に日々を暮らすことを示しています。

　真の「信仰（宗教）」とは、生きる意味と目標、生命と死などに関して（ひらめきや悟りなどを含む）他力による教えや伝統に従い、責任をもち、人生を意識的に生きることを意味します。

・スピリチュアリティによる人間の四つのタイプ

　スピリチュアリティと信仰（宗教）を基にして人間を見ると、四つのタイプに分けられます。

1. スピリチュアリティと信仰（宗教）をもつ人

　　基本的に他力の教え／指導（信仰・宗教）に基づいているが、盲目的ではなく理性と責任をもちながら、その教えや伝統に従って生きる人。（例：ガンジー、マザー・テレサ、シュバイツァー）

2. スピリチュアリティを有し、信仰（宗教）をもっていない人

　　人生の意味と目標、生と死、喜びと苦しみ、成功と不成功、安心と不安などの人生そのものについて考え、それらを自分なりに理解し、責任をもち、意識的に日々を生きている人。（例：E・フロム、A・アインシュタイン）

3. スピリチュアリティをもたず、

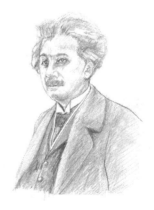

A・アインシュタイン

信仰（宗教）をもっている人

決まっている教えや伝統に従って人生を生きる人。原理主義になる危険がある。存在そのもの、人生の意味などについて個人としての考えをもっていない。（例：原理主義者、狂信的な信徒）

4．スピリチュアリティも信仰（宗教）ももっていない人

人生について、特に人生観や信仰（宗教）をもたずに、何となくその日その日を暮らしている人。（例：「何とかなる」タイプでありながら「無宗教者」でもある）。

信条や信仰がもつ癒やしの力

病気を癒やすことと、病気を治すことは同じではありません。五体満足であることは日々の安心や生きる喜びを必ずしも与えません。逆に、一生ハンディキャップがありながらほがらかに生きている人も例外ではありません。医療においても、スピリチュアルケアは、信条と宗教に対するケアが含まれるべきです。

ある施設に入居する20歳代の女性（Gさん）の例を挙げます。Gさんは車イスで一人暮らしをすることは不可能であるため、2年ほど前に現在の施設に入所しました。あるとき、一人の利用者と口論になり「家に帰れ！」と言われ、非常に傷つきました。Gさんは、このときのことをH氏に伝え、同様な信条をもっているH氏との関わりから癒やしを得ました（心の傷による悩みを自ら理解できるように協力してくれた）。同時に、以前聞いた聖書のある出来事を思い出し、悟りを得ました。それによって自分自身の今の状況を理解し、喜びをも得ました。軽蔑による傷を癒やしたのは信仰による悟りでした。それによって生じた喜びは、心の奥底、つまり内面的な喜びであったと言えるでしょう。心の癒やし＝自分は価値のある存在だと気づく喜びは、瞬時のひらめきによって得たものであり、長くもち続けることができるものです。

自分はかけがえのない存在

心の癒やし、自分はかけがえのない存在である、という悟りは、薬物や手術などによって得られるものではありません。この可能性と事実を自然科学に基づく医療の中で理解し、認め、研究に加えることが緩和医療の存在理由の一つでしょう。緩和医療において、痛みは「全人的　total（pain）suffering」であり、身体的、心理的、社会的およびスピリチュアルな痛みの複合です。したがって、医療従事者がスピリチュアルな痛みを認識し医療に統合すること、スピリチュアルな事柄を研究することは、本来必要とされる義務なのです。

LMU 病院における臨床パストラルケア

LMU には病院設立以前から聖堂があり、病院ではチャプレンによる宗教的ケアが提供されていました。100 年前までは、チャプレンは専門的な教育を受けずに病院で活動していましたが、1923 年からはチャプレンには、神学のほかに心理学の教育と訓練が必要であることがアメリカで認識され、その考えは 1945 年以降、ヨーロッパに普及しました。現在、ドイツでは病院チャプレンのほとんどが臨床パストラルケアの教育（通常 3 カ月）を受けています。LMU 大学病院には聖堂はもちろん、カトリックとプロテスタントの臨床パストラルケア部があり、ICU や緩和ケア病棟を含む全病棟をカバーしています。ちなみに、臨床パストラルケア実習は ICU でも行われています。

緩和ケア科におけるスピリチュアルケア講座の存在理由

患者とその家族および病院スタッフなどへ、全般的にスピリチュ

アルケアが提供されているにもかかわらず、緩和ケア科にスピリチュアルケア講座が新設されたのはなぜでしょうか？

　信条の自由および自分の信仰を守り、実行することは国民・人間の基本的な権利の一つです。それは医療施設においても適用されます。スピリチュアルケアの存在意義は、患者が、どのような内的資源（パワー）を持ち、それらを回復し、どのように人生の最期に生かしていくかを発見すること。この内的パワーを、入院時においてどうすれば集結し生かすことができるのかを工夫することです。そのために基本的および継続的な研修や研究を実施することは臨床パストラルケア従事者だけではなく、医師、看護師、介護士といった、いわば全医療従事者にとって必要不可欠なことです。

「パストラルケア」「臨床パストラルケア」 「スピリチュアルケア」とは

　LMU 創立当初、「パストラルケア」が病院全体で行われ、20 世紀後半には「臨床パストラルケア部」として拡大され、さらに今世紀から「スピリチュアルケア部」も導入されました。病院全体の運営としては信仰・宗教的な環境の下で行うのが「パストラルケア」です。

　「臨床パストラルケア部／科」は、信仰と神学、心理学と人文学を統合した学問として確立され、患者とスタッフを含む病院全体を対象にしています。「スピリチュアルケア部」とは、現在、主に緩和ケア科の医療スタッフと患者のスピリチュアルニーズへのケアを行います。ただし、スピリチュアルニーズの中に対象者の希望があれば信仰的・宗教的な事柄も取り扱います。

　スピリチュアルケアを人間中心のケアと言うならば、まず「人間」と「ケア」の定義が必要となります。

112

12　ヒトの尊さの再発見

「**人間**」とは身体、知恵と心理（精神）だけでなく、スピリット
も含む有機体であるという定義になります。したがって、スピリッ
トは身体などと同様に育成し、絶えず育む必要があります。

スピリットの育成には良心、自由と責任、真実と信頼、希望と人
生の意味・目標、存在（命）の源への憧れと感謝などが含まれてい
ます。そして、自分の命のほかに、他者や社会、動物を含む自然へ
の尊敬および超自然（者）とのつながりや絆を意識し、育成する行
為も含まれています。スピリットとは五感では確認できませんが、
心によってその存在を確かめることができます。

「**ケア**」とは、患者自身ができないことへの援助であり、その結果、
自分のことを自分でできるようになるための手助けです。独立への
妨げになってしまう「世話」ではないことを、意識することが大切
なのです。

医師・医療従事者に対する
スピリチュアルケアへの呼びかけ

スピリチュアルケアを提供するには自分自身の内面的な生活、い
わばスピリチュアリティを絶えず磨き続けることが要求されます。
アメリカ人のC・プチャルスキー医師は患者の健康を高めるには身
体的や精神的な医療だけではなく、患者自身の信念、つまりスピリ
チュアリティの状態をも知り、それを対象とした医療を患者全体の
ケア過程の中に取り入れるべきだと主張しています。そのために医
師が短時間で患者のスピリチュアルアセスメントを作成するための
評価法（FICA=Federal Insurance Contributions Act アメリカの社会保障制
度に関するもの）を提案しています。

113

スピリチュアルアセスメントを
実施するパーソナリティ

　この提案された FICA そのものは適切なものと思われますが、そ
れを実施する側の姿勢が重要です。患者に「あなたの信念または信
仰は何ですか？」と問いかけるためには、問いかける側（医療従事
者）が、まず自己の現在の信念や信仰、およびそこに至る過程を明
確にしておく必要があります。それが問いかける側の責任とも言え
るでしょう。患者がこれまで信じてきた信念や信仰が、自分の今の
望ましくない状況にどのような影響を与えたのかと自問自答してい
ることは例外ではありません。医療従事者、特に精神科医はこれら
の患者自身の、信念・信仰についての問いかけが患者にどんな影響
を与えうるのかを事前に予測しておく必要があるでしょう。

　例えば、「祈れば元気になるのですか？」と患者が医療従事者に
尋ねたときは、返答に戸惑うでしょう。なぜならば、たとえ祈った
経験があるとしても、医療従事者の体験と患者の体験は必ずしも同
じではないからです。医療従事者自身が祈ったことのない場合は、
なおのことでしょう。信念または信仰のテーマは気軽に、あるいは
事務的に扱う問題ではなく、医療従事者側には、常に自己反省や深
い思慮が求められます。

　スピリチュアルな生き方とは自分の信念に従って生きることであ
り、医師である自分自身がスピリチュアルな人間でなければ、患者に
スピリチュアリティのことを尋ねることは無責任な行為になります。
このことは、すでに多くの医師自身がよく自覚していると思います。

「自分がもっていないものは、人にあげることはできない」。
これはスピリチュアルケアに関して、特に大切なことである。

13 QOL（Quality of Life）

──生命の質──

はじめに

2012年の8月〜10月までの間、私は医療関係の施設に、思いの
ほか多く出入りしました。ホームドクターをはじめ、心臓内科、歯
科、眼科、外科、泌尿器科、整形外科、大学病院からリハビリ施設
まで、訪問先は多岐にわたりました。その際、待合室に置かれてい
る冊子や治療説明書にあった「QOL=Lebensqualität 生命の質」と
いう文字に、私の目は釘づけとなりました。検査入院や手術入院に
おける、私自身も含めた患者にとってのQOLとは、果たしてどの
ようなものなのでしょうか。

QOL の定義

医療機関から刊行されている冊子などを読むと、QOLとは「五
体満足であること、日常生活を自分でできること」との印象を受け
ます。しかし私は、QOLとは「身体的、知的、社会的、心理的／
精神的および心・霊・魂の機能状態を示すもの」だと考えています。

すなわち、五体満足[1]であるかどうかだけではなく、「生きる意
味や目標があるか、一人の人間としての価値が保たれているか、尊
敬され必要とされる人間として人々とのつながり（絆）をもってい
るかを示すもの」だと思うのです。

ある方はQOLに関して、次のように述べています。

---

[1] 国語的に古くから用いられているのは「四肢（しし＝手足）＋頭部（と
うぶ）」です。仏教が元になっています。実際には「肘（ひじ elbow）
と膝（ひざ）と額（ひたい）」ですが……東洋医学では「筋（すじ）・脈
（みゃく）・肉・骨・皮」とされています。つまり五体満足は手足に欠け
るところのない状態を言います。http://detail.chiebukuro.yahoo.co.jp/qa/
question_detail/q1111742461

116

13 QOL（Quality of Llife）

「QOL を定義する時、言葉上の定義だけでは不十分です。だからといって、内容そのものの定義はさらに困難です。なぜならば "LIFE" とは、一人ひとりが個別にもつ生であり、自分を生きる／生かすベースは個に備わるものだからです。自分を生きるために、自分を生かすために、必要なものは各人違っており、『自分はどうありたいのか』『自分にとって生きるとは』『自分を生かすものとは』……などを自分自身に問う中で、初めて Quality Of Life を生きた言葉として、一人ひとりが意味をもって発することができるのです。そのような内的な動きなくして、言葉だけの概念にとどまれば、ただの決まり文句（飾り）になってしまいます。QOL という言葉の概念を個々の存在に引き戻し、独自の意味を与える（見いだす）ことが大事だと思います」。

私もこの考えに賛成です。

自己の QOL ──実践──

待つ時間　1

とりわけ、心の QOL は個人が担う日常の課題です。私が入院中、健康状態の変化は別として、自らの QOL を考える機会がありました。私にとって「未定の中で待つ時間」は整理する必要がある一番の課題になりました。というのは、大学病院での第 1 回目の検査は合計 4 時間を要しましたが、実際の検査にかかる時間はその 4 分の 1 であり、その他の時間は待合室で待っていました。その待ち時間を有効に使うには工夫が必要でした。私は各科ごとに掲示されているポスターから基本的な知識を学ぶ時間（メモを取る）として有意義に過ごしました。

掲示物を読んでいて考えたことを、幾つか以下に挙げてみますと、

①「Pneumonologie 呼吸器科」のドイツ語は特に意味深いものでした。「Pneumonologie」という言語はギリシャ語の「$\pi\nu\varepsilon\acute{u}\mu\omega\nu$ プネウモーン　肺 → $\pi\nu\varepsilon\acute{u}\mu\alpha$ プネウマ　息、霊＝スピリット」と「$\lambda\acute{o}\gamma o\varsigma$ ロゴス　教え、科学」であり、スピリチュアルケアとの深い関連に驚くとともに、面白いと感じました。肺を生かさせるスピリットです。

②「Diagnostik und Therapie　診断と治療」というポスターには、さらに刺激を受けました。と言うのは、診断ができても必ずしも治療法があるとは言えず、例えば、がんという診断ができても、がんの治療法は簡単には手に入りません。「死亡」という診断ができても、「死への療法」はありません。スピリチュアルケアについて考えた場合は、なおのことだと気づきました。治療どころか、正確な診断すらできないこともあるからです。

③医療機器を観察しながら「機器そのものは物質に移植（内蔵）されている知性、理解力、知能 implanted intelligence」であると、私は考えました。

ちなみに、スピリチュアルケアにおいては、診断機器はなく、聴く耳、見る目、理解する心しかありません。そこが一般の医療とは根本的に異なっていることに、新たに気づきました。医療上、機械によって得たデータは治療の基礎になり得ますが、絶対的なものではありません。例えば今回、ペースメーカーを埋め込んでもらう時、二人の医師が私に、「この手術をもう何千回以上も行った」と自信をもって言いました。しかし実際は、機械が正常に機能していたにもかかわらず、手術はスムーズにはいきませんでした。

スピリチュアルケアの場合は、同じような病・闘い・問題（例：許すこと・受け入れること）で苦しんでいる方といくら出会っても、機械的（マニュアル的）な関わりによって得られるデータも、論拠となるような規則的な結果も生じてはきません。「心・霊・魂の病」を診断し、治療を示唆してくれる機械はないからです。

余談ですが、私の母校は「Humanistisches Gymnasium 人間的な学びを中心としたギムナジウム（中、高等学校）」という名称の、ラテン語とギリシャ語、その文化を理解することを大切にする学校でした。この学校で学んだおかげで、医療用語の語源を把握することができました。

医療機関で待ち時間が長いのはよくあることです。その時間を消極的に過ごすか生産的に過ごすかは自分自身に任されています。私は待合室にある読み物を退屈しのぎに仕方なく読もうとは思いません。関心のない、自分に必要のないニュースや記事などを内面的な空間に無理やり詰め込むようなことはしたくないのです。初日に受けた幾つかの基本的な検査には 4 時間以上かかりましたが、退屈せずに勉強になったことは、私の内面に充実感を与えました。

待つ時間　2

心臓弁膜の手術検査の際、11 時〜 17 時まで自分の順番が来るのを病室で待っていましたが、17 時頃、「今日は手術ができず、明日になる」という連絡があり、それまで絶食だったため、やっと昼食を取ることができました。

この時の待ち時間は、ほとんどを病室の前のベランダで過ごし、読書したり、林（自然）をゆっくり味わいながら歩いて観察し、内面的な落ち着きを得ていました。それはイライラせずに、その「無意義な時間」を「有意義な時間」として工夫したからでした。

翌日にも 2 つの治療があり、そのため食事は 21 時までできなかったのですが、その日もイライラせずに過ごすことができました。

待つ時間　3

次の日のスケジュールはほとんど未定で、教えてすらもらえなかったため、非常にイライラしました。その状況で自然を観察し、味わうことはなかなかできませんでした。

ペースメーカーを埋め込んでもらう前夜は飲食禁止でした。翌日の自分の番が午前中であることを願っていましたが、12時になっても何の連絡もなく、「13時」に手術開始と言われましたが、14時になっても連絡がなかったため、非常にイライラし、怒ってしまいました。ようやく15時に手術室に運ばれ、私の心は落ち着きました。手術は1時間で終わると聞いていましたが3時間を要しました。4時間後に病室に戻り、夜9時に、私は食事を取ることができたのでした。

　その日の待ち時間を有効に過ごすことができなかったことを、私は残念に思っています。自分の信条からも援助（コツ）を得られませんでした。与えられた状況を、生産的に、内面性を向上させるように利用するための課題（宿題）が残っている、と感じました。

医学・医療における QOL

　医学・医療そのものは、より良い QOL を目指す仕組みがなされていると考えられていますが、必ずしも実際にはそうではありません。入院患者の身体的な機能をリハビリしてくれる過程において、人を「もの扱い」している、と感じる時があるからです。また、状況（都合）によって「健康の基準値」が変動することもあります。2011年の福島原発事故の後、放射線の安全基準値が上げられたことは一般に知られていますが、あるドイツ人医師の著書（表紙）にある言葉は、こうしたことを裏付けてくれます。

　「Es ist besser, wenn Sie krank sind-für unser Gesundheitssystem. Zur Not werden Sie für krank erklärt. 医療保険制度上、私たちが病気であることは有利です。必要に応じて私たちは病者として認められます。ドイツでは数百万人が計画どおりに間違った治療を受けており、特に各種の予防治療、循環器病、糖尿病やがんなどに対する治療では、副作用によって重大な弊害を生じさせる薬や療法が広

がっています」[2]（特にそれらの治療では、経済的負担をもたらすだけで役に立たない薬や療法が広がっています）。

出生前診断について

　最近、ワシントン大学の研究者によって、母親の血液と父親の唾液から胎児の完全なゲノムが解読できるようになりました。今年（2012 年）中にドイツでは、胎児の 21 番目の染色体に異常があるかないか（ダウン症の原因は 21 番染色体が 3 本あることが原因とされている）を検査できるテストに着手するそうです。この出生前診断の確率は 98％とのこと。なお将来、次々に新しい出生前診断の検査が登場することが予想されます。出生前診断は今から50 年前に始まりましたが、それ以前の妊娠には〈信頼〉という価値観がベースにありました。妊婦はドイツ語で、「よき希望 guter Hoffnung」と呼ばれ、それは「赤ちゃんの健康を信頼している／いた」という意味です。日本語の「子どもを授かる」という表現も同様でしょう。

　信頼なくして、私たち人間は生きられません。不信の中で、寝ること、起きること、ものを使うこと、車に乗ることなどは不可能です。〈出生前診断〉は妊娠を〈不信＝信頼できない〉状態においてしまう恐れがあります。今後、高額の新出生前診断を高齢妊婦でなくても妊婦の多くが受けると思われます。出生前診断は親になろうとしている人々に〈安心〉を与えると同時に、解決のできない実存的な問題を生むかもしれません。「ハンディキャップのある子どもとの生活が可能だろうか」「将来、堕胎したことを後悔しないだろうか」など。結論から言えば、より多くを知ることは、より多くの知らな

2　Dr. med. Gunter Frank *Schlechte Medizin Ein Wutbuch.*
　『現代医学のひどさ ──怒りの書──』Knaus、2012 年。

いことに直面することで、解決に苦悩する事例が増える可能性があるのです。[3]

　ある方からのお便り：「実は昨年、ダウン症の息子を出産しました。高齢出産のため、と自分を責める思いと、息子の未来を案じて、精神的につらい日々を過ごしておりました。……おかげさまをもちまして、息子は○○月○○日に１歳になり、ゆっくりした成長過程ではありますが、命に別条なく、スクスク育っております」。
　私の返事：「……息子さんのことを伝えてくださったことを感謝しています。……私は何も言えないのですが、ご自分を責めないこと、〈高齢出産〉や〈ダウン症〉の言葉を使わない方が健全ではないかと思います。ご自分は〈高齢〉[4] ではないし、息子さんはダウン症ではなく、ダウン症のある人というだけです……」。
　ご返事：「『息子はダウン症ではなく、ダウン症のある人』。……物事の本質をしっかり捉えていないと、すべてのことをはき違えてしまい、正しい理解ができない、と教えていただいたのに……私も……さまざまな学びと恵みをいただきました。しかし、自分が当事者となって、悲嘆と不安にさいなまれる時に思うことは、私はスピリチュアルケアを他者のこととして学んでいたのでした。」

　手足のない乙武さんが言う。「障害者とほとんど接点を持たずに過ごしてきた人が、突然、『あなたのお子さんは、障害者です』という宣告を受けたら、やはり育てていく勇気や自信はないだろう。僕の母も、『もし、私も胎児診断を受けていて、自分のお腹のなかにいる子に手も足もないということが分かったら、正直に言って、あなたを生んでいたかどうか自信がない』という。

3　Philosophie Magazin Nr.05/2012.　11 頁参照。
4　高齢というレッテルを本人が自分自身に貼る必要はない、という意味。

だからこそ、声を大にして言いたい。『障害を持っていても、ボクは毎日が楽しいよ』。健常者として生まれても、ふさぎこんだ暗い人生を送る人もいる。そうかと思えば、手も足もないのに、毎日、ノー天気に生きている人間もいる。関係ないのだ、障害なんて』。[5]

命にかかわる病気における QOL

ある方からの「それでも感謝」というメール文を、以下に紹介します。

「……○○に先生が来てくださりお帰りになった後、たくさんの悲しみ、苦しみがありました。最愛の母が○月○日旅立ちました。……母は私を思い、私は母を精いっぱい看ていましたが、○○歳で、頂いた命を使いきった母は、いつもありがとうと身近に居た方にも感謝しつつ、体調の悪い私を気づかいながら光の道に向かって行きました。

昨年の暮れから体調の悪くなった私は、先生の言葉、いただいた十字架、洗礼を授かったことなどを思い出して力をいただき、神様、傍に居てくださいと祈りました。光の道を通り抜け、再び生きることができますようにと祈りました。神を信じる心を持てたことに感謝しています。今、少し体調も良くなってメールを差し上げることができました。今度の全国大会に、少しの時間でも出席できますようにと望んでいます」。

〈自己の QOL〉と〈他者との共存〉

自己の QOL は人生が思うとおりにならない／ならなかったとき

---

5 『五体不満足』乙武洋匡（著）（講談社、1998 年、269 頁）。

にこそ自覚されやすい……。私やあなたにとって QOL を決める基とは何でしょうか？

　ラビ（師）Pinchas Horowitz（1730-1805）[6] は学生に、「夜が終わり、日が始まる瞬間を区別できる方法があるだろうか」という問題を出した。一人の学生は、「ある距離感で犬と牛を区別できる時が夜明けの瞬間でしょうか」と尋ねた。ラビは、「いいえ」と答えた。「ヤシの木とイチジクの木を区別できる瞬間でしょうか」と、もう一人の学生が聞くと、ラビは「いいえ、そうでもない」と答えた。「それで夜明けはいつだろうか」と学生が聞くと、ラビは次のように答えた。「私たちがある人を見る時、その人を自分の兄弟として発見できる瞬間は、夜明けです。これができない限りは夜です」とラビは答えた。[7]
　真の QOL は、人と共に生きる中で考える時にこそ、見いだすことができるであろう。

　この記事を作成している時、ある親戚から何年かぶりに電話がありました。最後に言ってくれた言葉は、「ich wünsche dir alles Gute an Leib und Seele. あなたの体と魂のためにも、良いことがありますように希望しつつ」。この挨拶は QOL が体と心を含む全人的なものだと、私に伝えてくれました。

6　1771 年よりフランクフルト・アム・マイン川のラビとして任命された。
7　Tomas Halik *Nachtgedanken eines Beichtvaters* Herder 2012. 263 頁。

14 信　念

──多様性の中で自己を生きる基礎──

（全国大会の反省）

全国大会＝スピリチュアルケア　in action

　2013年度全国大会が6月に行われました。今大会テーマは「癒しと治し」でした。大会に参加した方々に、私は、「大会に参加したことによって何か〈癒やし〉を得ましたか？」「わずかであっても、癒やされる時を体験できましたか？」と質問します。示唆に富む個性豊かな各講演、参加者によるグループ討議や会員同士の個人的な分かち合いなどによって、自分自身が内面的な刺激や深まりを実感できたか、知りたいのです。なぜならば、全国大会の場（とき）そのものがスピリチュアルケアの実践の場（とき）でもあるからです。

内面的な生き方

　当センター会員にとってなじみのある、大会開始前や終了後などに行われた〈静寂（祈り）の時間〉は、初参加の方にとっては違和感を覚えたかもしれません。しかし、この静寂の時間とともに自分自身と向き合い、触れることは、内面的な生き方を意識させ、援助してくれるものです。また、大会開催のために尽力してくださった方々をはじめ、そこに集う参加者一人ひとりの存在への尊敬と信頼と感謝の念は、大会運営がスムーズに運ぶという〈目に見える縦の流れ〉に〈目に見えない横のつながり〉を与え、その場（とき）に厚みをもたらしました。大会への参加が、それぞれのスピリチュアルケアに対する努力と協力への意志、そして、「現代社会をより良いものにするために心の力を結集する」という当センターの存在意義を再確認する機会になったと信じています。

人の考え方・生き方にオープンでありたい

　自分の生き方に信念や信条をもち、それを明確にもち続けること
は、自分はもちろんのこと、他人への尊敬につながります。それは
スピリチュアルケアの定義と同じです。自分と異なる信念、信条、
スピリチュアリティ、生活様式（習慣）を耳にしたとき、すぐに反
発や迷いが生じるならば、再度、自分の信念や信条を確認してみて
ください。人にはそれぞれに固有の人生哲学、人間像、世界観など
があり、それらを先入観なく聴き、理解することは、聴く耳、理解
する心、知性などを必要とする重労働です。しかし、それらを認め
尊重しようと努力するならば、日常のいかなるときもスピリチュア
ルケアの実践は可能です。このとき、〈理解すること〉と〈納得し、
同意すること〉は別であると意識することが大切であり、スピリ
チュアルケアの基礎は、まず自分自身こそが信念・信条をもつこと
が望まれます。

考え方の多様性

　今大会の三人の方の講演を振り返ると、
① 20年間、ホスピス病棟、臨床の場で活動し、模索しつつ個人
　的に発見していった継続的な独学を「ホスピスケア・臨床での
　学び」と題し、分かち合ってくださった泉キリ江氏（熊本県／
　イエズスの聖心病院 ホスピス長）。
②西洋医学的治療に加え、全人的ケアである岡田式健康法（食事
　法・美術文化法・浄化療法）を取り入れ、患者自身のもつ自然
　治癒力を最大限に生かすように心がけている鈴木清志氏（MOA
　高輪クリニック院長／東京療院長）。
③「世界の根源的把握と向かう姿勢──人のスピリチュアルな領

域について――」と題し、〈自然科学〉対〈精神科学、無神論者・唯物論者・神道・仏教・イスラム教・キリスト教などの世界観や信条、信仰〉の違いについて述べてくださった清水哲郎氏（東京大学 死生学・応用倫理センター特任教授）。

　三人三様、それぞれに異なる体験や信念、信条による知識や経験を分かち合ってくださいました。話を聞く参加者には、他人のスピリチュアリティと信念を理解することによって、自分自身を省みるきっかけになる、有意義な講演でした。

　これらの講演に対する私の感想は、
①泉氏ご自身からあふれるエネルギーが、まず印象に残りました。それまでの仕事を辞してホスピスケアのため独自に研究、20年間の歩みの中で学び、模索し続けてきた姿に内面的なパワーを感じるとともに、ホスピスケアとはノウハウではなく、絶えず学び、自分を磨く努力によりなされるものであることを示してくれました。また、自身の体験を分析し、「言葉との出会い」という独自の療法を工夫されていることにも感銘を受けました。泉氏の持論を参考にしながらも、それぞれの各自の方法論を考えることも大事だと思いました。
②鈴木氏の生き生きとした姿と素直さに感動しました。自然科学がベースである小児科医療に携わる中で、超自然の存在を信じるようになった。そのきっかけとして、ある幼児が瀕死の状態で両親の到着を1時間待ち、両親が手を握った途端に脈が100まで上がり、その後も牧師や神父が到着するまで安定し続け、最後の「アーメン」という祈りの言葉とともに亡くなった……という話は、私に強烈な印象を与えました。私ならば脈拍（科学的な視点）よりも子どもの状態だけを見たでしょう。そうでなければ、親のスキンシップによる効果（科学的に証明できる

変化）に気づかなかったかもしれません。MOA 東京療院の第3の健康法〈浄化療法〉についての話では、子どもの頃に毎晩、私の父がしてくれたお祈りを思い出しました。また、ふだん散歩をしているときに、（目にする家に住む人々の心の中が平安でありますように）（移動中、乗り物が無事に目的地に着きますように）（通り過ぎる町並みの人々が幸せでありますように）など、手で祝福の動作をする私自身の習慣とも重なり、鈴木氏が手を通してエネルギーを与えられると確信していることに共通点を感じました。さらに、鈴木氏が6人の子どもの父親であることの話からも、現代の少子化社会における鈴木氏の信念を感じました。

③清水氏の哲学や宗教学を基にした人間考察は、私に多くの刺激を与えてくれました。例えば人間が現実をありのままではなく、視点、体験、思考を含む〈意志と認識〉を通して把握し、関係を結ぶことは、人間同士や命の源との〈関係の質〉をつくり上げる要素でもあると、気づかせてもらいました。また、「人間は神に見られて初めて価値のあるものになる（なっている）」というルーテルの思想に対しては、存在はすでに命の源との関係によって在るのだから元より価値のあるもので、〈人間はもともと善いもの〉という仏教からも影響を受けた私の信条を新たに意識しました。質疑応答の中での「地獄とは人間の想像によるもの」という氏の発言が「〈地獄＝命が神から離れている状態〉は人間自身が選んだものであり、神が与えるものではない」という私の信条を深めてくれました。人間の内面性を深く追究されている清水氏が、被災地から数匹の猫を引き受けて家族にしたというところに、深い人間性を感じずにはいられませんでした。

討論できる関係？　うわべだけの和？

　日本において、和を重んじることは美徳の一つでしょう。しかし、私は本物（健全）の和と、そうでない和があるのではないか、と思うのです。例えば、他人の意見と自分の意見を同等に扱いディスカッションした上での妥協、それによる和は健全ですが、自分の考えをもたない、またはもっていても皆の前で言うのは恥ずかしい（言えば嫌われるのではないかという不安など）から意見せずに成立するうわべの和は、不健全であり本物の和ではありません。本物の和を目指し、その和を大切にし、強めていくためには、やはり自分の考えや信念をしっかりともつことが必要です。

　自分と異なる多様な考え方に対して、自分の考えや理解を提供した上で、それを基に相手との違いを明確に表現し討議できれば、意味のある話し合いになります。「あなたの考えを尊重しますが、私はこう思います。いかがでしょうか」というように。また、相手の考えを頭で理解できなかったときは、そのことを正直に伝え、「これから勉強、研究してみます」と言えるならば、うわべの関係ではなくなるでしょう。異なる意見をもつ相手であっても、その人生の歩みを理解するための努力は、スピリチュアルケアでの患者訪問と同様です。自分の意見をもたない（考えない）／言わない（言えない）のではなく、それぞれの個性や違いを重なり合わせ、補強する鎖（チェーン）のような連帯の和ができるように、多様な意見を建設的に生かし、その上でハーモニーを奏でることによる癒やしがあればと思うのです。

全国大会はスピリチュアルケアの実践の場

　年に一度の全国大会で仲間と再会し、理解と励ましを得ることは

喜びです。互いの歩みを信頼できる仲間に語ることができれば、力となることでしょう。同時に、気心の知れた仲間のみではなく、初対面の人と出会い、考え方や価値観を理解し合う機会となれば、なお有意義ではないでしょうか。見知らぬ者同士が尊敬し、信頼し、理解し合うことによって、相互の心の力を生かす……上述したように、全国大会もスピリチュアルケアの実践の場なのです。全国大会の目的はスピリチュアルケアを深めることと、その普及です。したがって、全国大会に参加することによって内面的な深まりがあったか、内面的な力を相互に生かし合えたかどうかが、大会の真の目的なのです。

　今大会では何によって癒やされたかを明確にし、それを持ち続けるよう願います。大会の主旨を一時的なもので終わらせず、日々継続的に意識し、考えを深めていくようにしてほしいと思います。

　　自分の信念を保ちながらも
　　それを先入観や偏見のもとにするのではなく、
　　相手の思考に全力で耳を傾け、理解しようと努め、
　　納得できない場合でも反論せず、
　　落ち着いて意見の相違を述べることができれば、
　　それは、相手を尊重し、癒やしをもたらす態度となる。

15 寄り添うことを目指して (1)

── 自己アイデンティティー ──

はじめに

　変えることのできない現実や思いどおりにならない人生と直面している人は多い。2015 年にはエボラ出血熱が流行、その発生によって苦しんでいる人、イスラム国による虐殺とそこから逃れて難民となった人、2014 年末に起こったエアアジアのインドネシアでの墜落事故によって家族や友人を失った人、また難病やアルツハイマーなどの認知症や末期がんで苦しんでいる人とその家族ら、これら多くの人々が再び元の生活、人生を取り戻すことは容易ではないでしょう。これらの人々は何らかの援助を必要としており、その一つとして、自分と交流する相手になってくれる人を求めているのではないでしょうか。実際、末期がんで闘病中の父親のいる方から、年始にそのような相手として私を求める電子メールを頂きました。

　「……父の病気と向き合う中で抱えている問題がありますが、（属している団体の中で）ゆっくりと話しを聞いていただける方がいないので、一人で悩んでいました。電話で話を聞いていただいたり、パストラルケアについて教えていただけると幸いです……」。

ライフ・レビューと回想、追憶セラピー

　「私は何のために生きているか、よく分からない」（50 〜 60 代男性／教師）、「自死してはいけないのか」（70 代男性／キリスト教司祭）というような問いかけを受けたことがあります。このような人たちのスピリチュアルケアには、以下に述べる「ライフ・レビューと回想法」などが有効であると思います。

　「忙しい主治医や看護師が聴き出せないようなライフ・レビューを行います。その方がお話ししたい自分史、背景を伺い、患者さんと一緒にそれを肯定します。それはライフ・レビュー・セラピーと

申します。カルテに書き込み、スタッフ全員の共有の知識とします」というメールをある医師から頂きました。この医師のメッセージは、ホスピスケアや高齢者施設などでは人生の歩みを再認識する療法が行われていることを示しています。患者さんが自分の歩んできた人生について自由に話すことによって、患者さん自身が歩んできた人生を再認識し、評価することができます。自分が誰かに良い影響を与えたか、自分の人生に意味や価値があったかなどを振り返るのです。その人生を肯定できるのは、あくまでも患者さん自身だからです。

　福岡カトリック司教区福音化委員会福祉部の「ターミナルケアなどの支援・高齢者と独身者ケア　担当司祭責任者」に私が任命されたのをきっかけにして、「人生の完成への道程に寄り添う」プログラムを企画し、2014年秋よりスタートさせました。このプログラムに「ライフ・レビューと回想、追憶セラピー」は有用であり、参考になると思います。

　「ライフ・レビュー」とは、信頼できる相手と交流しながら自分のこれまでの人生を熟考し、評価する行為です。自分の存在は意味や価値があったか、誰かに何らかのインパクトを与えられたか、それらを誰しも確認したいと思うでしょう。その確認作業のための交流相手になれることは臨床パストラルケア／スピリチュアルケアの目標でもあります。ライフ・レビューの相手になるための第一歩は自分自身のライフ・レビューを行うこと。そのために欠かせない要素は自分自身のアイデンティティーを確認することです。

アイデンティティー ──自分自身であること──

　自分はありのままの自分自身であるのか、それとも自分が果たしている何かの役割なのかを明確にし、意識することは有意義なことです。ドイツには「鏡に映る自分の顔を見て、自分であるかどうか

を自問自答せよ」ということわざがあります。日常生活で自分を紹介するとき、さまざまなアイデンティティーをもつことに気づくでしょう。アイデンティティーと言っても、それは一つに限られず、以下のように一人ひとりに幾つかのアイデンティティーがあるものです。

習慣や伝統によるアイデンティティー

　私はもう何十年も前から日本式のクリスマスをしていません。イエス・キリストの誕生日は私にとってパーティーやお祭りのようなイベントではないからです。このことをブログに書くと、一人の医師から次の返事がありました。「私も今年のクリスマスは、とてもお祝いできない感じでした。12月25日は、息子と教会にごミサに行ったのですが、いわゆるクリスマスになると来る信者や、初めての人ばかりで、途中で帰宅しました。日本人も皆、何かに救いを求めているようです」。

　ちなみに、パキスタンではタリバンによる145名にものぼる学生虐殺事件が2014年末にあったことから、迫害されているにもかかわらず、キリスト教会ではクリスマスミサが静かに行われました。

　私が来日した当初、天皇陛下の誕生日やお正月には多くの家の前で「日の丸」の国旗を目にしたものです。しかし2014年12月23日の祝日、近所で見た日の丸は1軒、お正月には2軒だけでした。そうなった理由は、以前から持っていたアイデンティティーとしての印ではなく、無意識の単純な慣習としての国旗掲揚だったからではないでしょうか。自分で考えることなく、習慣や伝統を基にした生き方の中からはアイデンティティーの基礎が生じにくいのです。

市民としてのアイデンティティー

　戸籍や住民票などには自分のアイデンティティーとして名前、家族関係、生年月日、居住地などが記載され、証明を求められます。

しかしながら、必ずしも身分証明書、資格認定書、卒業証書などによって自身が明確にされるわけではありません。

名刺やバッジ、制服によるアイデンティティー
（名刺コンタクト 対 人間コンタクト）

もう50年以上前のこと。日本に到着して間もなく、仲間の一人が、「日本では名刺がなければ相手にしてもらえない。名刺がないと、自分は〈無〉であり、ばか同様です」と言ったことが記憶に残っています。自分もそう感じて、滞日2年目に名刺を作りました。現在、私の名刺に書かれている学位はすでに過去の事柄であり、今の自分を証明するものではありません。誰かに会うとき、「名刺の関係」ではなく「人と人の関係」として出会うには、現在の自分自身を示すことが不可欠だと思います。

名刺と同様にバッジや制服、ブランド名などを自分自身のアイデンティティーにすることは珍しくありません。しかし、属している会社や団体などは自分自身の人格の代表（代わり）にはなれないのです。

IT によるアイデンティティー

フェイスブックの「友達」や「いいね！」の数、ブログへのアクセス数、メールやチャットなどが必ずしも自分自身を表現しているわけではありません。また、インターネットやメール上では偽名や人格形成、キャラクターによって新しいアイデンティティーを作り上げることもできます。そのバーチャルな関係性は、実際の出会い（人間関係）の断絶を生む可能性を秘めています。

壁によって形成するアイデンティティー

他人との間に壁を作ることによって自己のアイデンティティーを保つこと、そして、「自分とは関係がない、同じ価値観、思想、趣

味をもたない」などの条件によって、実際の出会いの前にすでに相手を評価し切り捨て、自分の価値観／趣味に同意しない人を敵のように評価することは、人格の低さを表しています。競争心や嫉妬、他人を切り捨てることなどによって、自己の品位や思想を庇護しようとする行為は健全ではありません。アイデンティティーは他人との区別ではなく、あくまでも自己の問題なのです。

　以上、アイデンティティーについていろいろ考察してきましたが、心身ともに苦しんでいる人の交流相手となるためには、相手や自分が何によって「自己」を形成しているか、あるいはしようとしているのか、それを意識することが大切です。

生きる意味　自己存在／人生の意味

　自分自身として生きるためには、自己の存在起因と意味について考えることが手がかりとなるでしょう。いま日本において毎日およそ70人（2014年）の人が自ら命を絶っています。このうち、ほとんどの人は9年間の義務教育のなかで〈解決のできる〉問題に取り組み、学んだことがあるのではないでしょうか？　しかし、一番大切な〈解決のできない〉問題については、あまり勉強・研究する機会や刺激がなかったのかもしれません。何によって、何のために生きているのかという、自己の存在や意味についての教育が不十分であれば、答えのない困難や死について考えることは難しいはずです。

　生きること、苦しむこと、人生の不平等、死ぬことなど、それらの意味について自分で学び、それを絶えず追求することによってこそ、自分自身（＝アイデンティティーをもった人格）が他人の心のケアを少しでも、させてもらう資格が与えられるのではないかと思います。

生かす人間関係

　以前、私が心臓の手術を受けたとき、一人の男性患者が私に次のように問いかけました。

　彼：「あなたは司祭ですね？」（階級によるアイデンティティー）
　　そこで、
　私：「はい」
　　と答えました。
　彼：「カトリックですね？」（団体によるアイデンティティー）
　　と聞かれたので、
　私：「はい」
　　と答えました。さらに、
　彼：「キリスト者ですか？」（生きた信念によるアイデンティティー）
　　と問いかけてきたので、戸惑ってしまい、少し考えてから、
　私：「なりつつあるつもりです」
　　と答えました。

　この問いかけは〈完全なキリスト者ですか？〉という辛らつな問いかけだったと思います。私は彼のはっきりした問いかけによって成長させてもらい、彼との本物の人間関係に恵まれました。

　生かす人間関係は本当の出会い、心と心のつながりを要求します。人と会うとき、自分はどういうアイデンティティーとして相対するのか？　医療従事者であれば医師／看護師としてその人と相対するか、それとも一人の人間として相対するか。私自身の場合について言えば、私は人と会うとき、ある役割を持った人間としては会いたくないので、できるだけユニフォームは着ません。相手に「司祭」としてではなく一人の「人間」として会うことを望んでいるか

らです。司祭である私も、いま出会っている人と同様に日々感情と
希望、理想と現実の闘いの中にいるのです。しかしながら、「信仰」
と「神学」について問われているときは、私は属しているローマ・
カトリックの立場を質問者に明示してから、自分自身の経験や知識
を述べます。そのために、信仰の中心と伝統的な習慣を区別できる
ように努めています。

　臨床パストラルケア＝スピリチュアルケアは治す行為ではなく、
癒やす行為です。

ある資格を持つ者であっても、
ある役割を持つ者であっても、
先生であっても、
まず自分自身という人格者である。

16 寄り添うことを目指して(2)

信頼すること、信頼されること

　私たちが健全な生き方をするためには「信頼すること」と「信頼されること」が不可欠です。しかしながら、現代社会はこのような「信頼」を育ててくれるものではありません。空港での手荷物検査、ボディーチェック、日常においても盗難防止用のセンサーや監視カメラなどが常に働いており、「人は信頼できない」という前提の表れが至る所に存在しています。インターネットによるコンピューターへのウイルスやハッカーなどによる妨害、国家による電話の盗聴などが行われていることも暴露されています。本来、他人に対して健全な援助や支援をするためには、まず自分自身に対してある程度の信頼をもっていなければなりません。自分自身を信頼することができなければ、他人からの信頼も得難いからです。

自分を知る

　自己への信頼は自分を知る努力から始まります。人は生まれてから自己を意識的に認識できるようになっていきますが、それは成長に伴い、自己の体験を意識化していく過程こそが人生そのものと言えるからです。周囲からの影響や学びによって自分自身を少しずつ認識していきます。このとき、日常生活の中で「体験によって得た知識や学び」と「自分が信じていること」の区別が必要です。私事ですが、心臓に異常を感じたとき、医師の診察を受けて状態を説明してもらいますが、説明に納得できる知識や把握できる能力には限りがあり、また医療従事者から身体の変調に対する原因（知識）のみを得ることに、私はあまり関心をもっていません。物事への関心の持ち方は人それぞれに多様です。私は心臓の機能よりも、人生について、生きる意味や意義について、深い関心をもっています。つ

まり、身体より心について関心とエネルギーを使っているのです。

自己を受け入れること

　自己への信頼と他人を生かすための準備として、自分自身をありのままに受容する努力が必要です。自分の欠点や足らない面には意識が向きやすいものですが、自分の良い点を発見し、それを育成し続けるためには訓練が必要です。他人から自分の長所をフィードバックされたとき、すぐには否定せず相手の意見をそのまま受け入れて、「私のことを褒めてくださり、ありがとうございます。ただ、私は違った目で自分を見ています」という気持ちで、他人と自分の意見を対等に扱えれば相手との生きた関係を育てやすいと思います。他人の長所を発見するためにも、まず自分の長所を発見することが大切です。

自分は何者なのだろう
──自己のアイデンティティー──

　「Identity ＝自分は何者か」「identification ＝同一であることの確認／証明」「identify ＝同定する」。これらの単語のルーツは、ラテン語の「idem ＝同一」です。その意味は「同じ、同様」。アイデンティフィケーションにはポジティブとネガティブの両側面があります。例えば、警察関係者が事故による犠牲者を確認するのはポジティブな面です（2015年春に墜落したドイツ航空機事故の犠牲者の遺体を確認するのに2〜3カ月かかりました）。または学位論文は本人のオリジナル論文であるか、他の論文の盗作でないかの確認が必要となりますが、それはネガティブな作業と言えます。盗作論文の存在は著者を信頼できない悲しい現実です。スポーツにおけるドーピング検査が行われるのは「エリートのスポーツマン」をも信

頼できないためでしょう。

　学者や専門家の人間関係を形成しているものは人脈の結びつきです。その会話の多くはたいてい専門の仕事に関するもので、自分自身の問題や体験といった互いの内面を表す会話ではありません。宗教家の間でも「生と死」「超自然」については話題になりますが、それらが自分に与えている具体的なインパクトはあまり話題になりません。「○○教会に任命され、もう数回も葬儀があった」などと自分の忙しさは説明したりしますが、自分自身の死の捉え方については話題にはしません。長年がんを患い、40歳で旅立った女性の葬儀を担当したという話を聞きましたが、その時も自分が受けたであろうインパクト（「死」「生命を滅ぼすがん」「不安」など実存的なこと）は話題に上りませんでした。私は司祭ですが、死に至る病・苦しみなどが自分の信仰に与えている影響を話題にしない、あるいはする勇気がないときがあります。司祭同士の会話のほとんどは専門用語を用い、受けた教えについての会話であり、自分自身を分かち合うことはありません。スピリチュアル・ケアワーカー同士においても同様かもしれません。自他との関係は生きるために必要不可欠なものであり、関係において言葉もまた不可欠です。しかしながら、会話の内容が表面的で内面に触れるものでないならば、自他の関係は浅いか、意味の無いものになってしまうと思うのです。

Critical　批判的な信仰

　信仰／信条に関しては、単純に信じる盲目的な段階から、ある程度体験を伴う段階を経て、さらに深めていく段階へと進むのが望ましいと考えます。学校や外部からの情報、宗教家から学んだことや言われたことを、盲目的に従いたくありません。自分の理性に基づいた信念をもつことは日々の課題であり、そこには自由と自己責任、使命感が伴わねばなりません。何らかの信仰をもっていると、その

144

16　寄り添うことを目指して（2）

信仰のガイドラインに当たる本を読むのは当然ですが、自分で考えることなくその書物を信じるならば、それは自分を生かす信仰にはならないでしょう。なぜならば、書かれている言葉はほとんどが過去に書かれたものであり、その当時の言葉です。現代と同じ言葉を使っていても、その言葉に含まれている背景や実際のことまでは分からないことは多く、例として、ここでは聖書の言葉を取り上げます。

　あるとき、イエスに従ってきた弟子たちが海（実際は湖）で嵐に遭いました。イエスに「助けてください」と叫ぶと、イエスは、「なぜ、恐れているのか。信仰の薄い者たちよ」と応えました。聖書で使われている表現（言葉）は、嵐＝自然の暴風雨ではなく、信仰のために迫害されている状況を表すものだと言われています。このように額面どおりには解釈できない言葉は幾つもあります。同時に、私は「神のみことば」について考えます。イエスは人間であり、言葉を話したのは分かりやすいですが、身体（口）のない神はどうでしょうか。「神のみことば」とは単なる言葉による表現、シグナルではなく、神の言葉は〈現実そのもの〉と、私は解釈しています。信仰は盲目的な行為ではなく、批判的な（critical）信仰であるべきです。でなければ、現代のIS（イスラム国）の生き方を認めることになってしまうし、あるいは儀式や習慣になってしまうおそれがあります。現代の西洋の教会離れは、それを物語っていると感じます。

　言葉の解釈は人それぞれの生き方とも通じます。自分の信念を生きるには闘いが要求されます。闘いの目的は相手を従属させることではなく、自分とは違っている信念／意見をもっている人を尊重し、共に生きようとする決意です。本物とは完璧という意味ではありません。自分の意見を勇気をもって伝えることです。反対されても理解してもらえなくても、自分の信念をもち続ける生き方は、自身の癒やしのもとになります。「『はい』は『はい』、『いいえ』は『いいえ』」と言えるように。

145

生かす言葉・援助

　クリニックの待合室や診察室には、そこの医師についていくつかの資格証明書が掲げられていることがよくあります。それに安心を得る患者もいるでしょう。一方で、人間の内面性が深められる言葉の掲示があるとよいと思います。例えば、「健康はプレゼント」「感謝は心の現れ」「人生の主人公は自分自身」など。医師は病気を治す役割を委ねられていますが、その役割を良心的に果たすことによって、人の心を癒やす役割も担うことができます。私は薬を飲む前に、まず手を合わせ、「この薬が健康をもたらすきっかけになるように、よろしくお願いします」と（私が信じる創造主に）願います。飲んだ後、「この薬を発明した学者に感謝します。彼らの使命感、目標に向かって長年研究してくださったことに頭が下がります。彼らを大切にしてくださいますようお願いします」と祈ります。薬は自然にでき上がったものではなく、人の努力の偉大さを物語っているからです。

　ちなみに、医師は専門知識に基づいて治療を行うものだと、私を含めて患者はみな考えていて、もしそれができない場合は、患者にそのことを伝えてほしいと考えます。一方、医師に完璧であることを要求するのは妥当ではないとも思っています（医療スタッフに対しても同様です）。「医師は万能である」と思う患者の考え方には問題があると言えるでしょう。互いに人間であり、限界のある存在だと考えれば分かることです。また、医療従事者は親切心から余計な世話をしないよう心がけ、患者自身ができることは手伝わないように気をつけるべきです。ベルリンにあるリカムホスピスの「相手が失っている機能を再び使えるように手伝う」という理念のように。

おわりに

　患者とその家族、友人や医療スタッフに対して、心と魂のケアを援助する制度が整っていないのは残念なことです。それでも「難しい」と言うだけで行動に移さなければ、何も変わりません。問題に直面したとき、「成功」という概念ではなく、「使命感／信念」を追求することを目標としたいものです。こうした生き方は魅力的であり、スピリチュアルであるからです。

　　　スピリチュアルケアは自分であること、
　　　本物であること、
　　　自分自身であることを可能にする。

17 スピリチュアリティ

──生きる羅針盤──

スピリチュアリティ

スピリチュアリティとは自分という存在を含めた現実を把握する、ないしは把握しようとするときに基盤となる人生観、世界観である、という仮説を立ててみましょう。スピリチュアリティは生まれながらに備わる完全無欠なものではなく、生きる過程の中で形成されていくものです。人間は生きていく上で、生きる手本、ガイドラインを必要とします。親をはじめ周囲の存在、習慣や環境、教育や社会の風土、世界の動向などがその人間のスピリチュアリティの形成に影響を与えます。したがって、スピリチュアリティとは固定されたものではなく、変化する可能性をはらんだ流動的なものです。

スピリチュアリティの解釈

20年ほど前までは、スピリチュアリティとは主に信仰や各宗教の宗派に基づく生き方のベースだと理解されていました。仏教には禅やビハーラのスピリチュアリティ（生きる道）、キリスト教（カトリック）にはイグナチオ・スピリチュアリティ[1]やフランシスコのスピリチュアリティ、イスラム教にはスンニ派やシーア派など（ちなみに、過激派組織は生きる教え＝コーランの一つの解釈に従い、シリアとイラクでIS＝Islam State を強いて作ろうとしており、このスピリチュアリティは現在、世界を乱すものとなっています）。

ところが今は、スピリチュアリティは信仰や宗教に基づく生き方だけに限定されてはいません。例えば、さまざまな「道」もスピリチュアリティを有しています（例：武道、茶道、華道など）。WHOは1990年から緩和ケアのガイドラインに「スピリチュアルな痛み

---

1 Ignatian spirituality. イグナチオ・デ・ロヨラのスピリチュアリティ。

17　スピリチュアリティ

へのケア」を追加し、その結果、スピリチュアリティという表現が
広まってきました。[2]　その意味するところは、現代医療において、
信仰や宗教よりも個人の人生観、生き方の内面的なガイドラインと
して、スピリチュアリティは理解されはじめているのです。

イデオロギーと信仰（宗教）

　イデオロギーは確証のない夢や希望を事実として宣言すること、
言い換えれば、希望的観測です（例：ナチス時代のドイツでは、ド
イツ人こそはユダヤ人の血と混じり合うことのない白色人種、純血
アーリア人であり、人類のトップである、と宣言されており、それ
は根拠のない希望的信念でした）。したがって、イデオロギーが健
全なスピリチュアリティのベースになりうるわけではありません。
　私は信仰とは、人間を超えた存在（超自然）から授けられるもの
だ、と考えます。その内容・啓示は言葉で伝えられますが、それは
あくまでも手段にすぎません。というのは実在する事物でさえ言葉
だけで明確には表現できないことが多いからです。例えば「おいし
いもの」がそれぞれの味覚によって異なるように、キリスト者が
10人いるとすれば「キリスト」の意味、把握がそれぞれに異なる
のは当然のことです。「キリストを体験した」と言っても、その体
験はさまざまです。イデオロギーの場合も同様であり、日本におけ
る天皇や明治神宮に対する理解も多様です。ヒトラーの時代、私の
先生や同級生もタイプが分かれました。ヒトラー・イデオロギーを
深く身に付けたタイプもいれば、命を懸けてそのイデオロギーに反
対して死刑になった先輩もいたのでした。
　私の心の中に、知人の言葉が印象深く残っています。ある時、信

2　WHO編『がんの痛みからの解放とパリアティブ・ケア』金原出版、
　1993年。

151

仰について話していると、彼は「あなたが言うことならば信じます」と言いました。それは彼が体験した信仰ではなく、私（他者）の信仰体験によるものなので、変わる可能生が高いと言えます。私は力のある信仰とは、自分自身の（他者とは異なる）体験に基づくものだと思っています。個人として熟考された信仰・信条は健全と思われます。現在、西洋でのキリスト教会離れは、体験した信仰ではなく教えられた信仰の結果ではないか、と考えます。ちなみに宗教とは信仰が形になったものであり、それゆえに形式だけになってしまう危険もはらんでいます。

スピリチュアリティを意識的に生かすこと

　私にとって生きることは、他者をわずかでも尊敬することです。具体的には、見知らぬ人にでも挨拶をするということです。この原稿を書く前に、ある国立大学のキャンパスと病院付近を散歩しました。途中、たくさんの人々とすれ違いましたが、互いに挨拶を交わすことはありませんでした。教育とは、健康とは、何でしょうか。社会は相互に無関心であることが常となっています。ちなみに、この二日前の新聞記事に「『世界は一つ』東京から」という見出しがありましたが、まず自分、国内の人間同士から、と私は叫びたいのです。しかし、同じ日に外食した際、見知らぬ三人と話ができ、少し希望が湧いたりもしました。

スピリチュアリティの形成過程

　人間は自分の意志や力でこの世に誕生するのではなく、存在の元は他力によるものです。最初の数年間は周囲によって自己や生き方が形成されます。しかし、その後は受けた教えや指導と自身の体験や教えに対する理解の違いから葛藤が生じ、自分自身の確立は生き

ている間の一生の課題となるものです。

　私の経験した例を二つほど挙げます。
・久しぶりに再会した知人が「今、（中学生の）息子が反抗期に
　入って大変です」と分かち合ってくれた。（子どものいない）
　私は、「息子さんは自分自身になろうとする時期が来ているの
　ではないですか？」と応じました。
・教師から「ずっと学校に来なかったね」と言われたある学生は、
　「学校に来る意味がなかった」と答えました。ちなみに、私は
　大学で人間学を教えていた時、一人の学生から「（私の教えは）
　ナンセンス」と言われたことを覚えています。

　スピリチュアリティとは内面にある力、信念です。日頃、外的な
事柄から来る刺激にさらされている（自分も含めて）現代人は、自
分にとって大切な、または必要とする事柄と内面性を麻痺させるよ
うな事柄とを明確に分けて捉える必要があります。情報テクノロ
ジーは便利でありがたいものですが、あまりに頼りすぎると自分自
身が内面的に浅くなる危険があります。必要かつ健全な事柄を追求
し、そうでないものを切り捨てるためには、自己を知るトレーニン
グが必要となってきます（例：価値観の明確化）。例えば、インター
ネット上で読む日記などに「いいね！」とすぐに同調するだけで
は、自身の生き方に反映されるような生きた信仰・信念は育成され
にくいのです。

スピリチュアリティ＝生きることの土台

　上述したように、自分自身を形成する道は一生続くものです。そ
の土台がスピリチュアリティです。スピリチュアリティの形成には
二通りあります。

1．（他者／他力の）教え、生活様式、習慣や伝統による育成・発達。

↓

この伝統的な教えに従って得た自己体験を熟考／反省する。

↓

この反省によって得た理解に基づいて、新しい人生観・世界観＝生きる道が形成される。いわば個人のスピリチュアリティが生まれる。

2．（他者／他力の）教え、生活様式、習慣や伝統による育成・発達。

↓

この伝統的な教えの影響とは別に、ひらめき・インスピレーション・啓示によって新しい人生観・世界観を得る（例：ガンジー、マザー・テレサ）。

↓

こうした体験から生じてきた新しいスピリチュアリティによる生き方／人生の形成。

以下は二つの（互いの）スピリチュアリティが出会った例です。

看護師（A）と患者（B）の会話より

A　（Bの話を聴きながら、ここで治療を受けると決めたからには医師の指示に従うしかない、それはBが自分で選択したことであっても、それによって葛藤が生じているように感じた。Bは、本当はどう生きていきたいか、Bの生きる意味に気づいていけたら……と感じる）。

　今まで科学者として結果を出してきたのですよね。完治することもそうなのですよね？

B　そうだ、絶対治すぞ。それが自分にとって大事なことなんだ。Aさんには何が大事だ？

　A　（少し沈黙）おかしいかもしれませんが、私は目に見えないものを信じているのです。Bさんには目に見える結果だけがすべてですか？

　B　目に見えないものは人生の質、生き方としてはレベルが高く、自分にはとうてい及ばないものなんだ。だからこそ、科学者であり発明家である自分は、目に見えないものをあえて形にしたいんだ。それを追求して生きてきた。これからも、それを目指す。だから絶対に完治するんだ。Aさんは、目に見えないものを信じているんだな。それは続けた方がいい。大事なことだよ。私はAさんの担当患者の中で初めての完治患者になってみせる。見ていてくれ。

　A（看護師）のスピリチュアリティは目に見えないものへの信仰に基づいていますが、B（患者・科学者）のスピリチュアリティは、目に見えないものをあえて形にしたいことにあります。

発見・発明とプレゼントである信仰

　2014年のノーベル物理学賞に、赤崎勇、天野浩、中村修二の三氏が受賞されたのは喜ばしいニュースでした。信念や使命感という目に見えないものを発明・発見という見える形にできたことは継続的な努力、研究の結果にほかなりません。「ノーベル物理学賞のニュースを見て、科学者、発明家も、私も、またどんな人も、自分の内に結果ではなく諦めずに信じたことを続けること、それをやり続ける力があることを感じました」。これはある方の感想です。

　最近、私は姉と次のような会話をしました。

姉 「あなたの日々の活動（信仰とスピリチュアルケア）に、成功または良い結果はありますか？」

私 「私は〈成功〉や〈成果〉などに関心（価値観）をもっていません。私の信仰やスピリチュアルなマインドは、研究の結果として手にするものではなく、人生のチャレンジに対して私が信じるイエス・キリストご自身とイエスが伝えておられた父なる神と聖霊から与えられるプレゼントです」。

（しかし今、日々のISの情報を耳にしながら、「もし自分がこのような状況下に置かれているとして、それでもイエスへの信仰をもち続けられるだろうか？」と自問する。簡単に「はい」とは言えない。殺されるのは怖い！）。

信仰やスピリチュアルなマインドは、何かの課題に取り組んだ結果として得られるものではなく、超自然（神様）から与えられるもの（プレゼント）です。仏教およびその信仰も、お釈迦様の研究からではなく、自身が人生の意味や意義を探す過程で心に響いた声なのでしょう。

Only one と Only once

よく知られていることですが、ノーベル賞は300以上の発明をした（ダイナマイトがいちばん有名）スウェーデン人のアルフレッド・ノーベルが生前、フランスの新聞で「死の商人、死す」という記事を読み、「自分は将来こういう評判で記憶されたくない」という思いをもったことに起因します。しかし、ノーベル賞が発表されている間にも、シリアやイラクなどではダイナマイトが武器として使用されていることを思うと、考え込まざるを得ません。

生きること、苦しむこと、死ぬこと／死なせること、人間、命とは何であるか、をあらためて考えさせられます。自分を含むすべて

の人は、この世で「Only one」「Only once」、たった一人の人間と
して、一度きりの人生を生きているのです。

18 スピリチュアリティと スピリチュアルケア

はじめに

「先日、病院の緩和ケア委員会に参加し、私はがく然としました。『生きる気力がない』と話す患者さんに対して、『何かいい薬はないか』と話し合っているのです。 しかし、「それはスピリチュアルな痛みです。その方にはスピリチュアルケアが必要です」と言えない私がいました。私には何の発言権もなかったのです。 発言権があるのは医師、認定看護師、薬剤師など。病院である程度、認知された地位がないと発言すらできず、一人のスタッフが何を言っても聞く耳をもってもらえないということに気づいていました。……緩和ケア認定看護師になった方がいれば、スピリチュアルケアの実践を可能にできると思います」。

　昨年、ある方から、このようなメールをいただきました。

スピリチュアルケアの基礎

　毎日は日々の繰り返しではなく、初めて迎える一度きりの「今日」を新たに生きるチャンスです。今年の元旦は昨年の元旦と同じではありません。それを感じられるかどうかは日々の内面的な生き方によります。現在、すでに完成し固定されたものはなく、人間を含むすべては発生しつつ、変化しつつの過程を生きている存在です。一年のスタートはスピリチュアルケアの基礎や目的を再確認、改善する機会でもあります。

　　スピリチュアルケアのベースはスピリチュアリティ
　　スピリチュアリティのベースはスピリチュアルライフ
　　スピリチュアルライフのベースはスピリチュアルな体験
　　スピリチュアルな体験は本人の工夫によらない賜物・神秘

スピリチュアルな体験、神秘

　生きていること、心臓が絶えず動いていること、空気を吸うこと、食べること、消化できること、寝ることなどは、けっして当たり前のことではありません。身体の一つの機能が変化し、慣れている状況が一変したとき、「なぜ？　どうして！」と叫ぶことは少なくありません。そのとき、五体満足は当たり前ではないこと、身体機能の故障は、単純に修理工場で直すようなものではないことを体験するのです。

　共に生きることも当たり前ではないことを体験させられます。親・兄弟・親戚などの血縁は自分が選べるものではなく、その関係を受け入れるために闘いがあることも例外ではありません。一方で思いがけない人と気が合うことがあります。まるで「見えない糸で結ばれている」かのように。

　人生には日々、不思議なことがあります。飛行機が飛ぶこと、ペットの忠実さ、人間の心のありよう……不思議なことは、さまざまあります。

　2016年1月、パリで起こったテロにより妻を殺された若いフランス人男性の「テロリストの心に〈憎しみのプレゼント〉を贈らない」と発言する、その心のもちようには驚かされました。

　自分の心身をはじめとして、自然や人間の善し悪しの体験を通して、不思議なことと人は出会います。不思議を発見する感受性はスピリチュアルな次元のベースになります。何もかもを当たり前のように受け取る姿勢はスピリチュアルな次元への扉をふさぎ、スピリチュアルな感性を鈍らせてしまいます。自分が生きていること、昼と夜、四季の変化、コンクリートの小さな割れ目からも花が咲くことは不思議です。不思議がる心そのものさえも、また不思議です。

スピリチュアルライフ、スピリチュアルな生き方

　スピリチュアルなライフスタイルとは、日々を意識的に生きること、その努力です。習慣的な、または周囲に合わせた生き方を送るかどうかは、ある程度個人の選択によるものです。教育されたことや世間的・職業的マナー、宗教的儀式、またIT、テレビなどからの情報や広告、スマートフォンなどは、場合によって個人の内面性の深まりや能力の可能性を奪います。仕方なしにではなく、当たり前にでもなく、この日、この環境・状況が〈何かを体験させてくれる〉と期待する心や不思議がる心を持つことは、自分を生かし内面的に豊かにしてくれます。逆に、よく考えずに生きることは内面性を減らし、人生を乏しくしてしまいます。

　私自身について言えば、寒い朝にヒーターで身体を温めたり、お風呂に入ったり、散歩をして途中で人と挨拶を交わしたり、日々の食事、仕事ができる時間・環境、援助してくれる人やパソコン、祈ること……などは、私の内面性を活性化してくれます。これらは当たり前にあることではなく、日々届けられる〈新しいニュース〉であり、その日その日に届くプレゼントです。内面的な生き方（日々を意識的に生きること）によって、新しい何かと出会うチャンスが生まれるのです。

　私はこのごろ、同じことをするにしても、以前より時間や能力を多く必要とします。その結果、新しい時間配分が必要となり、大切なこととそうでないことを区別しなければならなくなっています。そのために趣味や仕事を見直し、自分の価値観を新たに明確にしなければならず、内面的な闘いが必要になっています。スピリチュアルライフは歳月の長短ではなく、与えられた日々に命＝心を込める行為、努力そのものであるのです。

スピリチュアリティ、体験／経験

　スピリチュアリティは生きていれば身に付く、というような安易なものではありません。日々新たに育てていくものです。言い換えると、人間が自他の内面性を活かし、心身ともに成長しつつ生きられる社会（共生社会）を作り出していくために、責任をもって協力していく行為です。そのためには自分に与えられている能力を見いだし、意識し、磨き、賢明に活用することが求められます。また、年齢につれて身体機能が弱っていくことを意識し、しっかり訓練を継続しながら大切に自らを維持することが必要であり、それは命に尊厳を与える行為です。

　私にとって、スピリチュアリティによる人生の目標とは、保証のない人生、その日々の変化を前向きに生きようとすることであり、それは闘いでもあります。自己中心的で無責任な生き方は健全な内面性を育むものではありません。生きることは人との関係から始まり、その核は〈共に生きること〉です。なぜならば、人間は関係による存在だからです。

スピリチュアルケア、実存的な体験／経験と、勉強／研究／講義で身に付けた生き方の比較

自然科学と精神科学

　スピリチュアルな事柄、その理解と発見は、スピリチュアル・ケアワーカー自身の内面的な生き方（自己のスピリチュアリティ）がベースとなります。内面的な生き方を構成する要素——信頼、真実、忠実、人生の目標など——を自然科学の観点で計ることはできません。例えば、血圧や体温は計れても、忠実度、責任感は計れる

ものではありません。つまり、スピリチュアルな要素は講義で身に付けられるものでも、検査やチェックリスト、アンケートで計れるものでもないのです。

自然科学と精神科学、どちらに属する事柄かを区別できる知識や能力は、スピリチュアルケアにおいて不可欠な条件です。スピリチュアルケアは知識として学ぶことよりも、まず、自分の言葉、自分の不安、自分の目標・希望（例：成功すること、相手に受け入れてもらうこと、自分にできること／できないこと）などを意識していくことから始まります。

スピリチュアルケアは精神医学を含む医学の対象ではありません。例えば、うつ病はスピリチュアルケアの対象ではなく、まず精神医学（＝自然科学）の課題です。言い換えると、うつ病そのものを生きることはスピリチュアルケアの対象であり、うつ病を治すことは精神医学の課題になります。

ちなみに、こうした課題「うつ病を解決する（治す）」と「うつ病を生きる（癒す）」を区別するための訓練の必要性を、スピリチュアル・ケアワーカーは特に意識すべきです。自然科学（＝精神医学）と精神科学（＝信念、哲学、信仰、宗教）は別々の領域であり、それらを混同しないように注意し、スピリチュアル・ケアワーカーはうつ＝病気を治す役目はもっていないことをわきまえることが重要です。同様に精神医学者はスピリチュアルな次元に手を触れないように気をつけなければなりません。

スピリチュアルケアは心理学の領域でもありません。言うまでもなく、心理学的な事柄は大事でありながらも自然科学の課題であり、精神科学、つまりスピリチュアルなものではないのです。

スピリチュアル・ケアワーカーは教える人ではなく、「今」という時の中で相手から学ぼうとする人です。患者はケア対象者（＝ケース）ではなく、それぞれの人生の主人公であり、互いが本物（実存）として出会う、一期一会の出会いの中にいる人。その出会いは必然

164

であり、当たり前でも偶然でもないのです。

人との出会いとみるか、単なる患者訪問とみるか

- 患者に人間をみるか、それとも病気をみるか。
- 自己の体験と生き方に基づいた出会いなのか、教育を受けたプロのケアワーカーとしての出会いなのか。
- 自己の経験から得た人生観に基づいて行動するのか、医療施設や機関から要求されるマナーに基づいて行動するのか。
- 自己の体験に基づいた知識なのか、学びや研究に基づく知識なのか。

例1.　男性も腹痛を体験するが、妊婦の腹痛は読み物や体験者の話によってしか分からない。

例2.　食物が消化されたことを体験しているが、消化の過程は感じ取れない。

例3.　同じような外科手術を受けても、その体験は人によって異なっている。もし同様な体験をしたとしても、それを表現する単語や語句の概念が同じかどうかは分からない。

現実の感じ取り方、体験や知識には多様性があり、同じ単語を使いながらも、感じ取る内容に多様性があることを意識しておく必要があります。（例：現代、難民や宗教的迫害の情報が耳に入っても、各人の受け取り方が異なることを日々体験できます）。

- 命を生きることの体験と、命についての知識や研究との違いを意識すべきである。

がんの専門医は、がんに関する知識は豊富であっても、がん患者の体験自体は想像するしかありません。がん患者は、がんの生物学的な成り立ちは分からないかもしれませんが、がんを実存的に体験

165

しています。一方、医師はがんの病理的な過程については詳しくて
も、がんを実存的に〈生きるか死ぬか〉ということは体験していな
いのです。

使命感

　生きることに「免許」はありません。それは、絶えず生きながら
学んでいく課題そのものです。人は乳を飲むことから始まり、寿命
の最期を迎えるまで、生きるための学びを続けます。それぞれの人
の内面性は、育て磨き上げていく途上にあるものです。
　生きることはスピリチュアリティを生かすことであり、学習と成
長をも必要とする生涯の課題です。スピリチュアルケアには自己の
感性、成熟、スピリチュアリティが写し出されます。生きる上で勉
強や研究は必要ですが、体験・経験に基づいて自ら学ぶことの代わ
りにはなりません。例えば現在、急増する難民や異なる人生観（宗
教）を根絶しようとするイデオロギーなどと、共に生きるための手
本はありません。これらも自らが学んでいかなければならない課題
と言えます。
　スピリチュアルケアとは職業や資格の有無を問う前に、個人の内
面的な動きから生まれる、いわば使命感によるものなのです。

おわりに

　冒頭に挙げたメールのように、「生きる気力に効く薬」はなく、「理
想的な死に方の指導」もありません。それは個々の人生において、
自らが学ぶ自己のスピリチュアリティの課題そのもの。また、ある
ことについて発言を許される、許されないという問題ではなくて、
そこには自分自身の実存的な生き方があるだけと言えるのです。

19 人生のハードルを生きる力

——スピリチュアリティ——

日常生活の中で「お元気ですか？」という挨拶は常套句です。それは決まり文句（無難な挨拶）として、相手の健康を思いやり、困難のない生活を願うことなど、その時々、相手によって込める思いはさまざまでしょう。実は、私個人としては、この「お元気ですか？」という挨拶があまり好きではありません。体の健康は大切ですが、何のためにその健康があるのか分からなければ、私にとっては、ただのむなしい人生です。私は生きる意味や目標に気づかせてくれ、明確にさせてくれるような挨拶がほしいのです。ふだんの会話においても社会や政治に対する批判、健康のことなどの一般論より、自分の人生の目標やそれに向かって生きる個人的なコツ、自身の健康管理の具体例や経験、社会と政治に対する個人の理想、それを実現するための努力や協力、こういう事柄に関する会話を私は求めているのです。（例えば、私は福島原発について不平を言うよりも、節電や節水の実践方法や資源の使い方についての意見交換に関心があります）。

　病気になって、入院を余儀なくされることがありますが、病院は自ら好んで入るような場所ではないでしょう。言い換えれば、人生が思いどおりにならないことを実感する場所かもしれません。だからこそ、病院は体だけではなく、心・霊・魂を含む全人的な人間像を求める場所（存在）であってほしいと思います。人間は機械のような部品の集合体ではなく、体・精神・心・霊・魂が深く影響し合う存在であることを、人生の最期まで尊重してほしいと願っているのです。

　このような考えを反映しているのがドイツの医療現場です。ぜひ参考にしたいと思い、「心と魂のケアとホスピス研修旅行」を実施し、約２週間、医療における全人的ケアを学びに行きました。

　研修旅行の準備は前年末からしていましたが、私の健康状態が悪化し、年明けに入院したため、本格的な準備は春に入ってからでし

た。当初、参加希望人数が思ったほど増えず、夏の時点では旅行が実施できるか懸念されていました。私の健康状態もあまり思わしくなく、計画も思いどおりにならないため、心理的に不安な状態が続いていましたが、心の奥深くでは「何とかなるだろう」という確信があり、煩うことはありませんでした。健康状態や、申し込み状況による経済的な心配に振り回されないように気をつけたことは、この研修旅行へのふさわしい準備になったと思います。なぜならば、私たちが研修に行く病院、ホスピスをはじめ、病んでいる方々とその家族や医療スタッフへの心・霊・魂のケアの場は、思いどおりにならない現実の中で、人生の目標を生き続けることが求められており、そのための「援助の場」でなければならないからです。

ホスピスとスピリチュアルケアのパイオニア

「心・霊・魂のケア」と「死を迎えようとしている人々の心・霊・魂を含む全人的ケア」を実践できる場があるならば、それは患者のニーズに応えることを意識し、それを行ったパイオニアの成果であると言えます。そして、研修旅行で訪問した成人ホスピス、子どもホスピス、在宅ケアホスピス、緩和ケア病棟、患者への的確な心・霊・魂のケアの研修所、それらは、かけがえのない一人ひとりの患者があってこそ存在するのです。

　——心・霊・魂のケアの研修所は 1923 年にアントン・ボイセン（Anton T. Boisen）牧師が精神障害者として受けた不適切な心・霊・魂のケアから生じたもの（ちなみに臨床パストラル教育研究センターの設立もその方のおかげ）です。
　——「死」は医療の敗北ではありません。〈死は病気ではなく存在そのものの一部分である〉と同時に、人間は最後まで生き、成長できる可能性をもつ存在であることを『死ぬ瞬間』などの著書で知

られる医師のエリザベス・キューブラー・ロス氏は証明しました。

　――近代的ホスピスが確立されたのは、死を迎える人々に対する不適切な医療の改善を目指した医師のシシリー・ソンダース氏の功績によるものです。

　このパイオニア的なプロジェクトには個人の苦労、周囲の無理解の体験も十分含まれています。例えば、

　――E・キューブラー・ロス氏は大学のスタッフからの援助や理解を得るどころか、反対されました。

　――C・ソンダース氏は死を迎える人々に対する不適切な対応を看護師、ソーシャルワーカーとして体験し、それを医師（医療）に訴えても理解や改善を得られないことから、30代で医学の道に入って医師となりました。死を迎える人々の痛みのコントロールを含む全人的ケアの改善につとめました。

　このようにホスピスの存在は自然にできたものではなく、努力や苦労、困難に屈しない使命感によるものなのです。

　前述したように、ドイツで訪問した成人と子どものホスピスおよび、在宅ケアホスピスも個人によって創立され、現在もほとんどがボランティアによって継続されています。例えば、

　――ベルリンの成人ホスピスは三人の看護師によって創立され、今日まで2,500人の最期をみとってきました。

　――ベルリンに子どもホスピスが創立されたのは、創立者の一人息子が3歳で発病し、7歳で死亡するまで、望ましくない医療を体験したことによるものです。

　――アウクスブルクの心・霊・魂の研修センターも、ある人の熱意により創立された施設です。

　ドイツのホスピスは死を迎える人々とその家族、友人のニーズを意識したボランティアによって始まり、現在もボランティアによっ

19 人生のハードルを生きる力

て運営が続いています。また法律によって年間コストの1割は寄付で補うことになっています。[1]

ボランティア

　　──ベルリンの子どもホスピスでは、子どもが重病を患うという体験をした母親が、ボランティアとして責任者の代理を務めています。1990年代、この母親の次男は難病を患い、母親はその子を一生懸命に看病しました。同時に、長男との関係が薄くなり、息子たち同士の関係も非常に悪化してしまいました。途方に暮れた母親は子どもホスピスに助けを求めると、「2週間、二人の子どもだけで休暇のための施設（子どもホスピス創立者の意向でできた）で過ごさせてみてはどうか」と勧められました。母親は心配しながらも、子どもたちをその施設に送りました。「2週間、子どもに電話をかけないように」と言われていましたが、母親は3日目に施設へ電話を入れました。すると、長男が出て、「元気だよ。今、泳ぎに行くから時間がない」と言って電話を切ってしまったそうです。母親は驚き、子どもが元気いっぱいであることが信じられず、その後も施設に2回電話をかけたと言います。息子たちは親から離れたキャンプ場で、自分たちのことをすべて自分たちで行うことによって〈自分自身〉を取り戻し、仲直りしました。この変化を体験した母親も元気になり、自ら望んで子どもホスピスの協力者になりました。病気を克服して元気になった22歳の次男と26歳の長男は今、この子どもホスピスのボランティアとして活躍しています。[2]

1　訪問した4カ所の成人ホスピスのうち2カ所は寄付不足の場合、団体（教会や修道会）がそれを補助します。
2　母親とその二人の息子は、私たちに自分のストーリーを分かち合ってくれました。

171

——ベルリンの成人ホスピスでの40代の患者との出会いは印象深いものでした。本人は6年前に脳腫瘍で余命6週間と告知され、自ら進んでホスピスに入院しました。その6週間は幸いにも6年間にもなり、その間に結婚し、二人の子どもが生まれました。父親となったその患者は、「このホスピスでは、できる限り他の患者さんのニーズに応える努力をしています。その目的は、一人ひとりが自分でできることを、自分でするように援助することです」と説明してくれました。その時、ちょうど奥さんが二人の子どもを連れてお見舞いに来ました。患者でもある父親は、「ホスピスの中で子どもの声を聞くと癒やされます」と語っていました。

ホスピスのインパクト

研修旅行中の1週間、お世話になったバスの運転手さんのことが印象に残っています。彼はずっと帽子をかぶり、口笛を吹いたり、歌ったり、ナビゲーターと話しながら陽気に運転してくれました。狭い道やカーブをうまく運転して、そのたびに私たちは彼に拍手をしたものです。ところが、私たちが初めてホスピスを訪問したとき、彼はバスに残ったまま、深く考え込んでいました。彼はホスピスのことを「もう出られない家だ」と言い、人間が死ぬということについて、深く考えているようでした。子どもホスピスを訪問したとき、彼の内面は、さらに深く揺さぶられました。彼にとっては、子どもホスピスの前に駐車することが内面的な負担となったようで、訪問後、私たちは昼食を食べに行きましたが、彼は食べることができませんでした。「どうして、子どもは何も悪いことをしていないのに……。あなた方は子どもホスピスから出てきたというのに、なぜ笑い、食べに行くことができるのですか？」と動揺する本音を伝えてくれました。

彼は私たちにサービスすることを惜しまず、1日に8時間運転と

いう契約も進んで延長してくれました。彼は仕事の後、部屋に戻ると、客室に置かれている聖書を2～3ページ読み、それから寝るという習慣を教えてくれました。彼は私に内面的な刺激を与え、反省させてくれました。学ぶことや体験を重ねることは有意義なことですが、一方では、状況に対する慣れも生じさせます。敏感で豊かな感受性を育み、保ち続けるのは難しいことです。

私の体験

バスの運転手さんの意見は大変に貴重であり、同時に私自身の内面的な動きにも考えさせられました。病気・病院は人生がスケジュールどおりにならないことを証明してくれると分かっていながら、研修旅行中にスケジュールどおりにならなかった事柄に対する、自分の反応を意識し、反省しました。例えば、

——3日目の夜。私は疲れていたので早く寝ようとしました。そのとき、ドアをノックする音が聞こえたのでドアを開けると、参加者の一人が悲しい様子で、「すみません、自分の部屋の鍵を部屋の中に忘れてしまい、入れなくなってしまいました」と言ってきました。私は、客室係がこの宿に住んでいないことを知っていたので、どうしよう、とパニック状態になってしまいました。そんな状況の中で他の参加者たちに同行してもらい、責任者を探しに行きました。玄関脇のベルに気づき、押してみたところ、応答した人がアドバイスをくれました。指示された場所に向かいながら、私は「（平常心を失っていた自分は）バーカダナ　アレルーヤ」と声に出して歌い、気持ち（心理状態）と心（内面的な状態）が平安と喜びの状態に戻ったことを体験しました。

——数日後、夕方になってバスの運転手さんから「私は今日、会社に戻ります。明日、他の会社のバスが来るはずです」と言われ、びっくりして「どうしよう！」と心の中で叫んでしまいました。そ

の後、すぐ宿の受付でチェックインすると、2泊を頼んだつもりで
あったのに「1泊ですね」と言われ、続けてショックを受け、困っ
てしまいました。「バスも宿もどうしよう！」。幸いに2泊の予約が
取れ、明日のバスの運転手さんも分かりましたが、今度は今日の運
転手さんの宿泊予約がないことが分かり、再び混乱してしまいまし
た。ようやくその問題も解決し、やっと落ち着いたのでした。

　——旅行の最後の3日目は予想もしなかった痛風が〈同僚〉にな
りました。（旅行前にも2カ月間痛風を患っていた）。痛風には苦労
しましたが、内面的な負担にはならず、心は落ち着いていました。
思いどおりにならない人生を生きている人々に内面的な（スピリ
チュアル）ケアをしたいと願うならば、まず、自分の人生が思いど
おりにならない時やアクシデントに遭った時の自分自身の反応を意
識して、見直してみましょう。それによって内面的な状況＝スピリ
チュアリティが明確になり、むしろ、自分を磨くチャンスとなるは
ずです。

エピローグ

　自分自身の存在の基とは自己ではなく他力にあります。人間は自然にできていくものではなく、絶え間ない浮き沈みの過程の中でできていくものです。自分の希望どおりになることもあれば、希望どおりではないこともあります。それらの移り変わりを受け入れて生きるのは、絶え間ない課題です。この書籍の存在も自然にできたものではなく、多くの方々のさまざまな手助けや、変遷を通ってきた結果です。

　これまでに筆者が人間の状況について考え、意識的に生きるための刺激を与えてくださった方々に感謝しています。また、両親をはじめとして、ナチスの時代、自己の信念を貫き命をささげた方々、健全な信仰を育てるために協力された方々、筆者を日本に受け入れ、"傾聴という宝もの！"によって深い内面性を培わせてくださった多くの方々に感謝しています。
　この書籍の元になった記事を書く刺激を与えてくださった臨床パストラル教育研究センターのメンバー、テキストの校正を担当された服部剛様、服部りえ子様や小原清信様、下川貴美子様、絵を描いてくださった Sr. 木澤寛子様、絶えず助けてくださった西出悦子様と江口康彦様、原稿を引き受け、出版に協力してくださったサンパウロ編集部の皆さまに感謝しています。

　本書が、読者の方々にとって内面的に生きる刺激になりますことをお祈りして、手を合わせます。

2019 年 2 月　久留米にて

著者紹介

ウァルデマール・キッペス（Waldemar Kippes）

1930 年　ドイツに生まれる。
1955 年　ミュンヘン大学付属ガールス神学部卒業。
1956 年　来日。鹿児島県で司牧活動に従事。ラ・サール学園、鹿児島大学講師。
1971 年　シカゴのロヨラ大学で心理学を専攻。
1975 年　同大学にて文学博士。
1977 年　上智大学講師。
　　　　　東京「いのちの電話」スーパーバイザー。
　　　　　南山大学、アントニオ神学院講師（パストラル・カウンセリング）。
1991 年　姫路聖マリア病院で臨床パストラルケア教育の指導。
1995 年　久留米聖マリア学院短期大学教授。
1998 年　臨床パストラルケア教育研修センター所長。
2007 年　NPO 法人　臨床パストラル教育研究センター理事長。
　　　　　国内外で黙想と人間関係の指導に従事。

著　書　『ERFÜLLTER LEBEN I』『道』『心と魂の叫びに応えて』『スピリチュアルケア』『ほんものの自分にチャンレンジ』『ときを生きる──イエスのように』『ともに生きる──人間関係とコミュニケーション』（サンパウロ）他、論文多数。

本当の自分を大切に生きるために
──スピリチュアル・ライフ──

著　者 ── ウァルデマール・キッペス

発行所 ── サンパウロ

〒160-0004　東京都新宿区四谷 1-13　カタオカビル 3 階
宣教推進部（版元）Tel. (03) 3359-0451　Fax. (03) 3351-9534
宣教企画編集部　　Tel. (03) 3357-6498　Fax. (03) 3357-6408

印刷所 ── 日本ハイコム ㈱

2019 年 6 月 28 日　初版発行

© Waldemar Kippes 2019　Printed in Japan
ISBN978-4-8056-7918-0 C0016 （日キ販）
落丁・乱丁はおとりかえいたします。